Capítulo 4 Lecciones del poder de la vida en tiempos de crisis

¿Qué pasa si el propósito de la vida es aprender lo que tiene que enseñarnos?

Lecciones de vida

La leccion

La naturaleza del sufrimiento y el sacrificio

Reputación

Una bendición disfrazada

El lagarto

El secreto del crecimiento espiritual

prólogo

Este libro fue creado para ayudar a las personas a sobrevivir a las pandemias. Este libro tiene mucha información sobre cómo evitar enfermarse. También tiene información sobre cómo lidiar con eso mentalmente. Incluso proporciona orientación sobre cómo lidiar con la crisis espiritualmente. Este libro está diseñado para ayudar a las personas a sobrellevar la crisis física, mental y espiritual que conlleva los efectos de las pandemias y cómo las personas han tenido que cambiar su estilo de vida.

Este libro está escrito para familias. Los escritos que contiene están destinados a ser compartidos tanto por adultos como por niños. Incluso hay una historia fantástica para los niños más pequeños (Adaboo y The Greatest Love of All). Uno de los capítulos principales se centra en las familias (Capítulo 2 El poder de la familia). También hay otro capítulo sobre El poder de trabajar como miembro de A Community. Hay otro capítulo sobre El poder de aprender lecciones de vida en tiempos de crisis.

Hemos reunido una colección de escritos que brindarán a los lectores la oportunidad de aprender y crecer durante la crisis. Lo entretendrá y lo guiará para protegerlo físicamente, lo nutrirá para su espíritu y lo alimentará para pensar. La pandemia que creó la necesidad de este volumen puede estar con nosotros solo unos pocos meses o quizás varios meses. Muchos de los escritos contenidos en este volumen resistirán la prueba del tiempo y servirán para sostenerse en cualquier otra crisis que suceda en su vida.

Esperamos que disfrute mucho leyendo este libro. Fue un placer para nosotros crearlo. Es nuestra mayor esperanza que usted y sus seres queridos no solo sobrevivan a las pandemias, sino que prosperen y crezcan durante su tiempo de aislamiento.

Sinceramente,
El personal y los autores
en Loveforce International Publishing Company

Capítulo 1 El poder del conocimiento básico

Cómo mantener una cabeza nivelada en tiempos de crisis

La vida nos presenta muchas crisis. Algunos son personales. Algunos son regionales. Algunos son nacionales. Algunos son globales. Una pandemia desenfrenada suele comenzar como una crisis local. Luego se convierte en una crisis nacional. Entonces se convierte en una crisis global. A medida que avanza una pandemia, los hospitales se desbordan y las muertes aumentan, debemos recordar que esta crisis también pasará.

Una pandemia no es peor que otras que han sucedido en el pasado. Puede parecerles a muchos de nosotros, pero en realidad hay muchos otros que fueron mucho peores. Sin embargo, cada pandemia tiene la capacidad de propagarse más ampliamente que las del pasado debido a la facilidad y la asequibilidad del viaje. Hay quienes pueden usar una pandemia como excusa para que algunas naciones se aíslen, pero el aislamiento no es más que retirarse de la humanidad. Es una negación de su cultura, su herencia y su identidad de la raza humana. Las culturas que aíslan no contribuyen a la humanidad y sus historias se pierden a lo largo de los siglos. Sus historias mueren con ellos.

Vivimos es un mundo de interdependencia, te guste o no. Puedes admitir el hecho y comenzar a mirar los problemas del mundo y de las humanidades desde una perspectiva global o negarlo a tu costa. Lo que daña a una sociedad daña a toda sociedad. Lo que comenzó en China ahora está en todo el mundo. No culpes a la fuente de una pandemia. Culpa al resto del mundo. Al resto del mundo no le importa mucho una epidemia cuando se limita a un área o incluso a una nación. Entonces, antes de que lo sepas, está en todas partes. De repente, al resto del mundo le importa.

Algunos usarán una pandemia como una sesión de quejas. Otros lo ven como una oportunidad. Puede ser una oportunidad para crecer. Puede ser una oportunidad para aprender lo que tiene que enseñarnos.

A menudo, las pandemias obligarán a las personas a autoaislarse. La cantidad de tiempo que tienen para aislar es difícil para algunos. Están lejos de su trabajo, sus amigos y algunos familiares. Sin embargo, están con algunos miembros de la familia. Tienen mucha más libertad. No para ir a lugares físicamente, sino para ir mental y espiritualmente.

El autoaislamiento es el momento de mirar, escuchar y leer cosas que nunca antes había tenido. Es el momento de construir relaciones con las personas con las que vive. Es el momento de estar agradecido por todo lo que tienes en lugar de estar resentido por todo lo que no tienes. Es el momento de hacer estas cosas porque ahora tienes tiempo. Es posible que no vuelva a tener una oportunidad por algún tiempo, así que úsela sabiamente.

Entonces, ¿cómo se mantiene la cabeza nivelada en tiempos de crisis? Tómelo un día a la vez. Haz lo que puedas y no te preocupes por lo que no puedes. Sea agradecido por lo que le han dado en lugar de resentido por lo que no. Sepa que esto también pasará y que mejores cosas están en camino. Aprecia a los seres queridos y cercanos, y si los pierdes en este momento de crisis, debes saber que sabían que los amabas y que te importabas. No hay regalo más poderoso que dejar este mundo sabiendo que eras amado y que la gente se preocupaba por ti. Nada excepto el regalo de la vida.

¿Qué es una pandemia?

La mayoría de los diccionarios lo definen como un brote de una enfermedad en toda una nación o en todo el mundo. Cualquier enfermedad puede convertirse en una pandemia. También es posible que las enfermedades salten especies (de animales a personas o de personas a animales. Esto se debe a que a medida que la población humana explota y la expansión humana hacia áreas silvestres aumenta las personas viven más cerca de los animales salvajes y esa proximidad puede causar un enfermedad de salto entre especies.

Grupos con mayor riesgo de enfermedad grave

En la mayoría de las pandemias, hay ciertos grupos que tienen mayor riesgo de contraer una forma grave de cualquier enfermedad que se haya convertido en una pandemia. quienes tienen un alto riesgo de contraer una enfermedad grave a menudo son los ancianos (65 años o más) y las personas que tienen condiciones previas a la salida que debilitan su sistema inmunológico. Como el asma, una afección cardíaca grave, VIH / SIDA, cáncer, personas con problemas renales y hepáticos, personas con obesidad severa, personas con diabetes, personas que usan esteroides y grandes fumadores.

Cosas que puede hacer para proteger a su familia durante una pandemia

Lo mejor que puedes hacer es quedarte en casa. Sal solo a comprar cosas esenciales para tu supervivencia. Minimice su número de viajes y la cantidad de tiempo que está fuera cuando está en ellos. Cuando ingrese a un lugar público, hable lo menos posible y muévase lo más rápido posible. Toca lo menos posible. Manténgase al menos a 6 pies de distancia de todos. Use mascarilla y guantes. Los guantes pueden ayudar a protegerlo de tocar físicamente algo con el virus, pero no si se toca la cara, la nariz, los ojos o la boca mientras usa los guantes. Cuando no tenga guantes, use un desinfectante para manos a base de alcohol cada vez que toque algo.

Lávese las manos con jabón y agua caliente durante al menos una espuma de 20 segundos frotándose vigorosamente las manos y los dedos cada vez que toque algo que otros puedan haber tocado. Lávese las manos cada vez que entre dentro de la casa desde cualquier lugar fuera de la casa. Si no hay agua y jabón disponibles, use un desinfectante para manos que contenga al menos 60% de alcohol. Viértalo sobre cada superficie de sus manos y dedos y frótelos vigorosamente hasta que estén secos.

Mantenga los zapatos usados afuera cerca de la entrada principal de su hogar. Rocíe con desinfectante antes de ponerlos en la casa. Tan pronto como ingrese (en sus medias), quítese los pantalones, la camisa y la chaqueta, colóquelos en el cesto de la ropa, vaya al baño, lávese bien las manos y luego tome una ducha caliente con agua y jabón.

Dentro de la casa, limpie y desinfecte las superficies frecuentemente tocadas. Limpie y desinfecte diariamente superficies como teléfonos, controles remotos, mesas, pomos de puertas, interruptores de luz, encimeras, manijas, escritorios, teclados, inodoros, grifos y lavabos. Siga las instrucciones en la etiqueta del producto. Rocíe o vierta productos en aerosol sobre un paño de limpieza o una toalla de papel en lugar de rociar el producto directamente sobre la superficie de limpieza (si la etiqueta del producto lo permite).

Evite compartir artículos personales del hogar como tazas, cepillos de toallas y cepillos de dientes. Camine en pijama y medias o pantuflas. Solo use ropa interior dentro de la casa, no cosas que haya usado afuera hasta que estén completamente lavadas. Si alguien en su hogar está enfermo, haga que se mantenga alejado del resto del hogar para reducir el riesgo de propagación del virus en su hogar. Cancele su viaje, especialmente si es un viaje en crucero. Tener una estadía en lugar de vacaciones.

Etiqueta de tos y estornudos

Cuando esté en su casa y / o cuando no esté usando una máscara facial, debe toser o estornudar en un pañuelo facial o, si no tiene una, el interior del codo, especialmente si usa una camisa de manga larga. Si usa un pañuelo facial, asegúrese de tirarlo a la basura de inmediato. Luego lávese bien las manos con jabón y agua caliente o, si no está disponible, use un desinfectante para manos que tenga al menos un 60% de alcohol.

Capítulo 2 El poder de la familia

Solo es amor

Amor
Solo es amor
Solo una simple emoción
Sin embargo, para algunos es todo

Puede hacerte sentir como alguien
Cuando nadie sabe tu nombre
Toma la parte tormentosa de tu existencia
Y te calma hasta que sea manso

Amor
Solo es amor
Solo una simple emoción
Sin embargo, para algunos es todo

Llena tu mundo de alegría
Te da una sensación cálida por dentro
Le da sentido y propósito a tu vida
Te hace suave y satisfecho

Amor
Solo es amor
Solo una simple emoción
Sin embargo, para algunos es todo

La Paternidad

Cada, 21 de junio es día del padre en Los Estados Unidos. Después de haber pasado tiempo en Estados Unidos, aprovecho este día para escribir sobre paternidad. Mi padre dejo a mi madre después de su divorcio. Mi hermana y yo pasamos muchos años creciendo en hogares de crianza. No tenía ninguna figura paternal real para ver como un ejemplo. Me atraían los hombres que tenían cualidades que yo admiraba por lo que podía observar y aprender lo que era hombría. Un vecino me enseñó cómo atar un lazo. Un profesor me enseñó la importancia de la expresión escrita. Un jefe me enseñó la importancia de la cortesía y el desarrollo de una ética de trabajo. Todos estos padres sustitutos temporales impactaron mi vida.

Entonces un día, me di cuenta que siempre hubo una figura paterna presente en mi vida todo el tiempo. Dios. Ahora sé que Dios no es ni masculino ni femenino pero cuando era joven, necesitaba una figura paterna, por lo que para estos propósitos, Dios era un hombre. Pensaba en la bondad que Dios otorga a todos los seres. He trabajado en el desarrollo de mi bondad innata. Pensé en cómo Dios obra en lo malo y lo bueno y me he esforzado para usar mi habilidad como escritor como una herramienta para ayudar a corregir los agravios en este mundo. He pensado en cómo Dios ama a todos los seres vivos y desarrolló un sentido de amor por todas las cosas, personas, animales, plantas e incluso insectos.

He conocido a muchos hombres en mi vida. Algunos han abandonado a sus hijos. Otros son excelentes padres. Trato e influenciar de aquellos que han abandonado a sus hijos en volver a la vida de sus hijos de cualquier manera que puedan. Alabo con frecuencia los padres que son padres excelentes. Realmente los admiro. Les aplaudo. Mientras creen que hacen algo maravilloso para su familia, que también están haciendo una cosa maravillosa para la humanidad. A través de la crianza de los hijos, ellos están dando forma al futuro de la humanidad mediante el desarrollo de grandes personas que contribuirán a la humanidad. Sobre todo, que están haciendo la obra de Dios.

Los padres son personas especiales. Cualquier hombre puede ser un donante de esperma. Lleva un gran hombre para tomar el tiempo, esfuerzo y dedicación para ser un padre. A todos los padres grandes hacia fuera allí se aprecian. Disfrute de su día.

Seré tu roca

Cuando me necesites estaré allí
Nunca tendrás que preguntar
Sabrás que me importa
Cuando tus sueños estrella se derrumban en tu cabeza
Los pondré de vuelta donde pertenecen
O cree mejores
CORO
Seré tu roca
La única persona en la que puedes apoyarte
Y siempre depende de
Cuando otros hablan
Seré tu roca

Cuando el mundo da la espalda
Estaré a tu lado
  Incluso cuando la baraja está apilada
Cuando estás perdido y lejos de la felicidad
Seré tu faro a través de la tormenta
Una mano amiga en tu angustia
CORO
Seré tu roca
La única persona en la que puedes apoyarte
Y siempre depende de
Cuando otros hablan
Seré tu roca

Planifique la defensa de su hogar contra una pandemia

Has sido redactado, te guste o no. Una pandemia ha declarado la guerra a la humanidad y todos debemos prepararnos para defendernos a nosotros mismos y a quienes amamos contra ella si queremos sobrevivir. Como familia, ahora puede planificar y tomar decisiones que lo protegerán a usted y a su familia durante una pandemia.

Lo primero que puede hacer es mantenerse informado. Manténgase informado al obtener información actualizada sobre la pandemia tanto a nivel internacional, nacional y en su área local. Haga una lista de las organizaciones en su área, incluidas las organizaciones locales que pueden ayudarlo con los servicios de atención médica y de apoyo. También puede armar una lista de las personas con las que puede necesitar contactar en caso de una emergencia, incluidos los maestros de primeros auxilios (policía, bomberos, ambulancias), empleadores y funcionarios locales de salud pública. Llame con anticipación para cualquier cita que tenga (incluidas las citas médicas) para ver si aún asisten a las citas y, de ser así, en qué circunstancias.

Parte de mantenerse informado es hacer un seguimiento. Mantenga un registro de los eventos locales, las horas en que los negocios que son esenciales para la supervivencia (bancos, lugares que venden alimentos, gas, medicamentos) están abiertos. Muchas empresas han cerrado o tienen diferentes horarios de atención. Muchos tienen reglas como limitar el número de personas que pueden estar allí al mismo tiempo. Mantenga un registro de todas esas cosas ...

Lo siguiente que puede hacer es prepararse para una posible enfermedad. La primera forma en que puede prepararse para una posible enfermedad es abastecerse de productos esenciales como papel higiénico, agua, suministros de limpieza y desinfectantes, lejía, alcohol, toallitas de cloro y desinfectante para manos con al menos un 60% de alcohol. Si las personas o las mascotas en su hogar requieren un suministro de medicamentos para ese medicamento también. Si tiene mascotas, no se olvide de abastecerse de comida para mascotas también. Si tiene niños, almacene cosas para que hagan en el interior.

La segunda forma en que puede prepararse para una posible enfermedad es identificar a las personas en su hogar que corren el mayor riesgo de enfermedades graves y brindarles protección adicional. Identifique una habitación en su hogar como una sala de cuarentena para quien se enferme. Intenta mantenerte al menos a 6 pies de distancia, incluso cuando los estés cuidando, si es posible. Use guantes cuando los esté cuidando.

La tercera forma de prepararse para una posible enfermedad es crear y mantener hábitos conscientes de la salud. Acostúmbrese a mantener una rutina de prevención para la vida cotidiana, para cuando tenga que salir y salir de su hogar y para cuando regrese de afuera. Acostúmbrate a limpiar y desinfectar las superficies regularmente y evita tocarte la nariz, los ojos y la boca. Acostúmbrate a lavarte las manos con la frecuencia adecuada.

A medida que participa en sus protocolos de limpieza, es posible que, en ocasiones, se quede sin suministros de limpieza y desinfección. Aquí hay algo que puede hacer en caso de emergencia si tiene cloro o alcohol que es al menos el 70%.

Hacer una solución con su cloro doméstico:
Para hacer una solución de lejía, mezcle:

o 5 cucharadas (1/3 de taza) de blanqueador por galón de agua

O

o 4 cucharaditas de cloro por litro de agua

Siga siempre las instrucciones del fabricante para la aplicación y la ventilación adecuada. Verifique para asegurarse de que el producto no haya pasado su fecha de vencimiento. El blanqueador doméstico que no ha expirado será efectivo contra los coronavirus cuando se diluya adecuadamente. Nunca mezcle blanqueador doméstico con amoníaco o cualquier otro limpiador.

El alcohol que es al menos 70% funcionará como desinfectante adecuado.

Asegúrese de que la solución tenga al menos un 70% de alcohol.

La cuarta forma en que puede prepararse para una posible enfermedad es averiguar cuáles son los signos y síntomas inesperados de la pandemia en una fuente confiable como los Centros para el Control de Enfermedades (CDC) o la Organización Mundial de la Salud (OMS). Una vez que sepa cuáles son, observe las señales de advertencia. Si alguien en su hogar los tiene, póngalos en cuarentena. No permita que salgan de su hogar a menos que vayan a recibir atención médica. Póngase en contacto y manténgase en contacto con su médico en caso de que se desarrollen signos más graves. Llame para asegurarse de tener las horas correctas de atención médica, incluidos los hospitales cercanos que están abiertos y qué hospitales alternativos o atención médica están disponibles cuando el médico / hospital cercano está cerrado.

Si usted o un miembro de su familia desarrollan signos de advertencia de emergencia para una forma grave de una enfermedad pandémica, busque atención médica de inmediato. Siempre evite llevar a una persona infectada en transporte público (taxis, autobuses, compañías de viajes compartidos) ya que es probable que propaguen la enfermedad. Siempre llame con anticipación para informar al consultorio médico o al hospital que está visitando que la persona que está trayendo posiblemente tenga la enfermedad pandémica para que pueda prepararse para ellos. Esto ayuda a asegurar que la enfermedad no se propague al personal médico y a otros pacientes.

Enviar una sonrisa

Niños construyendo sueños
En la arena
Amantes paseando
Y tomados de la mano
Los viejos yacen debajo de un árbol
medio dormida
Recuerdos sentimentales
Son de ellos para mantener

Adolescentes cantando al ritmo
De una guitarra golpeada
Llegando a ser alguien
Pero orgullosos de lo que son
Sus padres se sientan a mirar
Bajo cielos soleados
Esperando las promesas de mañana
Se realizará
Si ves la vida con el corazón abierto
Y mente abierta
Encontrarás que todos somos iguales por dentro
Hay tanto que podemos compartir
Enviar una sonrisa
Mostrar que te importa

El Terror

Vio al Terror cuando entró por primera vez en el gran almacén. El Terror estaba con su madre soltera, cansada y sus hermanos menores asustados. A los cuatro años de edad, el Terror quería desesperadamente conseguir lo que el quería. Su madre temía llevarlo a cualquier parte, pero ninguno de sus parientes lo quería cuidar y no se atrevía a dejarlo solo con una niñera. El Terror gritaba y daba patadas en el carrito del súper mercado mientras su madre y sus hermanos lo miraban, sin poder hacer nada con su rabia.

” ¡Será mejor que me den el juguete que quiero!" Él exigió. "Será mejor que me lo des tu o te arrepentirás" continuó.

Un hombre se dirigió a hacer sus compras y he hizo caso omiso del terror. Se acercó a las cajas cuando terminó media hora más tarde. Su consternación fue al descubrir que había una larga fila en cada una de las seis cajas registradoras. La puerta de salida estaba a unos 50 pies a la derecha de la sexta caja registradora. Decidió ponerse en fila en el primer registro, el más alejado de la puerta de salida, porque esa línea era aproximadamente dos personas más cortas que todas las demás líneas. En cuestión de segundos, oyó un sonido familiar.

"¡Consígueme mi juguete! ¡Consíguelo!"

Miró hacia donde venía el ruido y venia de dos registradoras, cerca del frente de la línea, vio al Terror gritando. Su asediada madre intentó calmarlo. Muchas de las personas en las líneas de salida miraban al Terror y la conmoción que estaba haciendo.

"Está bien, cariño, te traeremos un juguete la próxima vez." Dijo tranquilamente.

Esta poca información enfureció al Terror.

-¿La próxima vez? -preguntó. "¡No! ¡Lo quiero ahora!"

El terror comenzó a lloriquear y llorar y patear el carrito de la compras furiosamente en su berrinche.

"¿Por qué no puedo tener el juguete? ¿Por qué? ¡Lo quiero ahora! "Gritó en un tono tan alto que algunas de las personas en las líneas tuvieron que poner sus manos sobre sus oídos.

Con ese grito en particular, literalmente todos en todas las líneas de pago comenzaron a mirar al Terror y a su madre.

"Ahora querido, no tenemos suficiente dinero para comprarte un juguete esta vez." Dijo en una voz tranquila.

Los ojos del Terror parecían aumentar. Empezó a gritar.

"¡Te odio! ¡TE ODIO! ¡Eres la peor mamá del mundo! ¡Nunca voy a perdonarte! ¡Te odiaré por esto para siempre! ¿Me escuchas? ¡Para siempre! "Gritó mientras se atrevía y lloraba al mismo tiempo.

Esto continuó durante los cinco minutos que la madre y sus hijos esperaron en la fila para pagar sus cosas. Durante el transcurso de los cinco minutos, las personas que esperaban no sólo su línea de salida, pero todas las líneas de salida comenzaron a mirarlos a ellos con disgusto y enojados. Algunos empezaron a murmurar a sí mismos y otros empezaron a hablar de ellos. Dijeron cosas como:

-¿Por qué no acaba por golpear a ese mocoso?

-¿No tiene ninguna consideración por los demás?

-¿Por qué saca a ese chico en público?

Debería haber dejado a ese mocoso en casa.

-¿Por qué no deja su cochinero en el carro y sale de la tienda?

Entonces la madre llego a la registradora. Pagó por sus cosas cuando la cajera las cargó en su carrito de la compra. Justo cuando estaba a punto de salir de la tienda, el Terror se acostó en medio del piso. Ella le dijo que se levantara pero él se negó. Empezó a patear y a gritar.

"¡No voy a ninguna parte hasta que me compres mi juguete! ¡No puedes obligarme a irme! ¡Eres una mala mamá! "Gritó entre patadas.

Fueron tres largos minutos de escuchar la rabieta antes de que el hombre se levantara a la caja registradora. En esos minutos, las personas que se retiraron expresaron su desaprobación a la madre cuando se iban. La pobre madre se puso roja de vergüenza. Al ver que su madre se volvió roja enardeció al Terror, quien a su vez, pateó y gritó aún más alto mientras yacía en el suelo.

"Quédate aquí y haz todo lo que quieras, ¡todavía no voy comprar ese juguete para ti!" Ella le gritó de nuevo.

En respuesta, el Terror comenzó a llorar en voz alta e incontrolable.

Habiendo pagado por sus cosas, el hombre comenzó a caminar hacia la salida. En lugar de alejarse del Terror como todos los demás, se detuvo junto a él y comenzó a hablar con la madre del niño.

-¿Puedo hablar con tu hijo? -preguntó.

"¿Por qué quieres hablar con él?" Ella respondió.

"Creo que podría calmarlo." Dijo.

"No vas a pegarle, ¿verdad?", Preguntó.

-No -respondió él-.

-¿O a gritarle? -preguntó.

"No, voy a hablar con él con calma, como tú." Él respondió.

"Buena suerte con eso." Dijo. "A veces se queda así por un par de horas." Añadió.

-¿Cómo se llama el muchacho? -preguntó el hombre.

"Bobby." El hombre se acercó al muchacho y se puso enfrente de el para que lo mirara. Luego llamó con calma al nombre del chico.

-Bobby -dijo-.

El muchacho lo ignoró. La madre del chico le dio al hombre una mirada que si se tradujera en palabras, habría dicho "te lo dije." Sin inmutarse, el hombre miró al muchacho.

"¿Eres tú Bobby?" Dijo un poco más alto en un tono de voz tranquilo.

El chico miró al hombre.

"¿Te conozco?" Preguntó al hombre.

"¡Yo vivo en la misma calle que tu vives Bobby y siempre pensé que eras un niño muy inteligente!" El hombre declaró.

"Soy inteligente." Bobby respondió con confianza.

"Oh, estoy de acuerdo contigo Bobby, realmente lo hago, pero ¿ves a toda esta gente Bobby?" Dijo mientras señalaba a la gente en las líneas de salida.

Bobby miró a todas las personas que estaban en la fila. Vio la ira y los ceños de desaprobación en sus rostros.

-¿Esa gente? -preguntó Bobby.

"Sí, esas personas." El hombre respondió. -Bueno, todos piensan que no eres inteligente en absoluto. El hombre continuó.

-¿Por qué? -preguntó Bobby.

"Bueno, has estado gritando y llorando y tomando mucho tiempo y, ¿tienes el juguete que quieres Bobby?", Preguntó el hombre.

-No -respondió Bobby.

"Me parece Bobby que un niño inteligente vería que esto no está funcionando para él y probar algo diferente. ¿Eres un chico inteligente, Bobby?

"¡Soy inteligente!" Bobby declaró enfáticamente con un gemido en su voz.

"Entonces Bobby..." El hombre dijo. -¿Por qué no intentas algo diferente?

-¿Cómo qué? -preguntó Bobby.

-Primero, levántate del suelo, ¿verdad? Te ayudaré a levantarte -dijo el hombre extendiendo la mano a Bobby-. Bobby se agarró a la mano del hombre. El hombre levantó a Bobby tan fácilmente como un niño puede levantar una pluma. Una vez que Bobby se puso en pie, miró al hombre.

-¿Y ahora qué? -preguntó Bobby.

"Primero, debes ganar el respeto de todas las personas que te miran", dijo el hombre.

-¿Cómo hago eso? -preguntó Bobby.

"Diciéndoles que lo sientes por no actuar como el chico inteligente que realmente eres." Dijo.

"¡No puedo hacer eso!" Respondió Bobby.

"Seguro que puedes Bobby y cuando lo haces, puedes ver cómo tus palabras afectan mágicamente a todos ellos". El hombre dijo.

-¿Mágica? -preguntó Bobby.

-Sí, Bobby, porque las palabras tienen poder. Las palabras que dijiste antes tuvieron el poder de hacer que toda esa gente se molestara contigo, pero diciendo que te arrepientes, tendrás el poder de cambiar las miradas de sus rostros.

Bobby miró a todas las personas en las líneas de pago.

"Lo siento." Dijo.

Las miradas en las caras de todos cambiaron de ira a perdón.

"¡Guau!" Exclamó Bobby con alegría asombrada. Luego volvió a mirar al hombre.

-¿Y ahora qué? -preguntó Bobby de nuevo.

"Ahora debes decir que lo sientes a tu mamá y a tus hermanos para que puedas ver el trabajo mágico en ellos también." Dijo el hombre.

"Lo siento mami, realmente eres una buena mamá" Bobby dijo.

Luego abrazó a sus dos hermanos mientras decía "Lo siento chicos".

Mientras Bobby se disculpaba con sus hermanos, su madre alzó la mirada al hombre y dijo con una mueca: "Él nunca se ha disculpado conmigo antes." El hombre se volvió para irse. Empezó a caminar hacia la salida de la tienda. Bobby, sintiendo que el hombre se marchaba, lo llamó.

-¡Hey, señor! -gritó Bobby.

El hombre se volvió.

-¿Y mi juguete? -preguntó. "¿Cómo lo consigo?" Él continuó.

El hombre regresó a Bobby.

"¿Cuándo fue la última vez que actuaste así y conseguiste un juguete?" Preguntó.

"Creo que tenía dos años." Bobby respondió después de hacer una pausa para pensar en la pregunta.

"Así que ahora, si quieres conseguir un juguete, intenta ser un buen chico y hacer todo lo que tu mamá te dice que hagas y tal vez conseguirás un juguete ", dijo el hombre.

-¿Algunas veces? -preguntó Bobby con un tono de ira en su voz.

"Sí." Dijo el hombre. "Pero a veces es menos tiempo que esperar por dos años. Obtendrás lo que quieres más a menudo si eres un buen chico, al menos eso es lo que haría un chico inteligente y ¿no eres un chico inteligente Bobby? "

"Soy un chico inteligente" respondió Bobby felizmente.

Mantenga ardiendo los fuegos domésticos

Se siente como un millón de millas, aunque sé que no es
Estar sin ti
Bien podría estar sirviendo tiempo

Me gustaría abrazarte cerca de mí
Pero va a tener que esperar
Mi trabajo sigue llevándome más allá

Pero mantén los fuegos domésticos encendidos
Quemando por mí
Cuando estás solo, sabes que no eres el único

Mantenga los fuegos de la casa encendidos
Y sé que seré
Regresar a casa tan pronto como termine mi trabajo

Gee, me alegro de haberte atrapado
Es genial escuchar tu voz
¿Como has estado? Dime dime todas las noticias
Realmente me gustaría escapar
Pero no tengo otra opción
Juro que voy a encontrar una manera de compensarte
Mantenga los fuegos de la casa encendidos

Toque

Me está costando expresar lo que siento
Hay tantas cosas que mi corazón quisiera decir
Realmente me gustaría acercarme a ti
Me gustaría enviar algunos pensamientos especiales a tu manera

Toque
Mantenerse en contacto
Significa mucho
Porque realmente me preocupo por ti
Toque
Necesito sentir tu toque
Quieres decir mucho
Y es duro estar sin ti

Lo que no daría para que me escuches ahora
Para mirarte a los ojos una vez más
Para tenerte en mis brazos en lo profundo de la noche
Para sentir la tibia suavidad de tu piel

Toque
Mantenerse en contacto
Significa mucho
Porque realmente me preocupo por ti

Toque
Necesito sentir tu toque
Quieres decir mucho
Y es duro estar sin ti

Qué hacer si un miembro de la familia se infecta.

Aquí hay algunas cosas que debe hacer para ayudar a garantizar que otras personas en su hogar permanezcan libres de enfermedades. Asegúrese de que los individuos aislados estén en una sala de cuarentena. Asegúrese de que usen una máscara facial cada vez que estén expuestos a otras personas, incluso en su casa. Trate de mantenerse al menos a 6 pies de distancia incluso cuando ingrese a la sala de cuarentena para atenderlos. Use guantes cada vez que ingrese a la sala de cuarentena o les brinde servicio.

Mantenga las cosas limpias y desinfectadas. Limpie con frecuencia todas las superficies que se tocan con frecuencia, como mostradores, mesas y perillas de las puertas. Use aerosoles o toallitas de limpieza doméstica de acuerdo con las instrucciones de la etiqueta. Lave bien la ropa. Si la ropa está sucia, use guantes desechables y mantenga los artículos sucios lejos de su cuerpo durante el lavado. Lávese las manos inmediatamente después de quitarse los guantes.

Proteger a las personas no infectadas. Mantenga a los individuos infectados aislados. Evite tener visitantes innecesarios. No permita que las personas infectadas salgan de su hogar y / o salgan en público.

Brindar tratamiento sintomático a las personas infectadas. Asegúrese de que beban muchos líquidos para mantenerse hidratados y descansar lo suficiente en casa. Los medicamentos de venta libre pueden ayudar con los síntomas (consulte con su médico).

Qué hacer cuando termina la cuarentena

Todos se sienten diferentes después de salir de la cuarentena. Existen diferentes tipos de sentimientos que sus seres queridos pueden estar experimentando. Pueden sentir emociones encontradas, incluso alivio después de la cuarentena. Pueden experimentar miedo y preocupación por su propia salud y la salud de sus seres queridos. Pueden tener algo de estrés persistente por la experiencia de estar atrapados en cuarentena dependiente de otros. Pueden sentir tristeza, enojo o frustración porque amigos o seres queridos tenían miedo de contraer la enfermedad por contacto con ellos. Pueden sentirse culpables por no poder realizar el trabajo normal u otras tareas durante la cuarentena.

Los niños también pueden sentirse molestos o tener otras emociones fuertes si ellos, o alguien que conocen, han sido liberados de la cuarentena. Estos pueden causar estrés. Hágales saber que no fue su culpa que contrajeron la enfermedad. Asegúreles que la cuarentena fue para proteger a otros en el hogar y no disminuyó el amor y afecto de todos por ellos. Hágales saber que la persona que estaba en cuarentena ahora está lista para unirse al grupo y participar como lo harían normalmente.

El Esposo Inteligente

Bryan y Annie habían estado casados cerca de cuatro años. Bryan era quince años mayor que Annie que tenia 27 años de edad. Annie y Bryan tenían un perro grande. Annie tenía la costumbre de permitir que el perro se subiera a su regazo, tocar su nariz con la de ella y le daba una gran lamida en su rostro. A Bryan nunca importaba. Era sólo una de esas cosas peculiares que un cónyuge hace que el otro cónyuge soportó y aprende a ignorar.

La madre de Annie estaba de visita durante una semana. Trabajó muy duro para cocinar una cena con pavo. Los tres se sentaron a la mesa y empezaron a comer. De repente, su perro Sparky puso sus patas delanteras en el regazo de Annie y se subió a su regazo. Ella volvió la cara hacia él y le tocó la nariz a la de ella. Luego le dio una gran lamida en el rostro. El perro se bajo y se acostó al lado de Annie.

La madre de Annie estaba horrorizada por lo que acababa de presenciar.

"! Que cerda!", Gritó. "Que cerda eres Annie!"

Luego miró a Bryan. "¿Qué crees cariño? ¿Cuál de ellos es un cerdo, su perro o mi hija? "

Bryan pensó por un momento antes de responder.

"Si me estás preguntando cuál es un cerdo, mi esposa o mi perro, el cerdo es siempre mi perro." Dijo.

Annie rió con regocijo. ¡"Que maravilloso marido tengo!"

La madre de Annie bromeó "Pero Annie es inteligente tiene un cerebro y debe saber mejor. ¿El perro es un perro tonto? "

"Porque esta noche, cuando me voy a dormir," Bryan respondió: "Quiero dormir en mi cama con mi hermosa, amada esposa en lugar de en la caseta del perro con Sparky".

Hombre musculoso

El esposo y la esposa habían estado casados durante muchos años. Hace tiempo que el marido había pasado de su mejor momento y rara vez hacia ejercicio. Todavía le gustaba pensar en sí mismo como un hombre guapo y bien construido. Un día, su esposa le tocó el vientre, que había ampliado varias pulgadas de largo de los años, y dijo que "flácida".

El hombre tomó esta declaración en serio y decidió hacer un poco-nada al respecto. Detestaba ejercicio. La próxima vez que vio la mano de su esposa acercarse hacia él tensó sus músculos. Ella no dijo que estaba flácida. Con el tiempo, el hombre desarrollo el hábito de ponerse tenso cuando la mano de su esposa se acercaba a su cuerpo. Un día, la esposa decidió poner a prueba a su marido. Movió su mano hacia su hombro, él se puso tenso. Era duro como una roca. Movió su mano hacia su brazo. Se tensó hasta allí también, ella se rió. Ella movió la mano a la parte baja de la espalda, él se puso tenso allí también. Ella se rió de nuevo. Su mano recorrió suavemente hacia la parte posterior de su muslo. Se tensó hasta allí también. Ella rió. Luego, con un brillo en los ojos, dijo: "¿Qué le parece su hombre musculoso?"

"Me gustaría que el hombre que estaba sintiendo era el hombre con el que he estado casada." Respondió ella con una sonrisa.

Sobrellevar el estrés

Las pandemias pueden ser estresantes para las personas. El miedo y la ansiedad por una enfermedad pueden ser abrumadores y causar emociones fuertes en adultos y niños. Sobrellevar el estrés lo fortalecerá a usted, a las personas que le importan y a su comunidad

Todos reaccionan de manera diferente a situaciones estresantes. La forma en que responda al brote puede depender de sus antecedentes, las cosas que lo hacen diferente de otras personas y la comunidad en la que vive.

Las personas que pueden responder más fuertemente al estrés de una crisis incluyen a las personas mayores y las personas con enfermedades crónicas que corren un mayor riesgo de contraer una enfermedad grave por una pandemia, niños, personas con problemas de salud mental y personas con problemas de sustancias. abuso. Las personas que están ayudando con la respuesta a la crisis ante la pandemia, como los médicos y otros proveedores de atención médica, y los socorristas también acumulan estrés.

Hay muchos signos diferentes de estrés durante una pandemia. Aquí están algunos ejemplos. Las personas bajo estrés pueden mostrar miedo y preocupación por su propia salud y la salud de sus seres queridos. Pueden tener cambios en el sueño o en los patrones de alimentación. Pueden tener dificultad para dormir o concentrarse. Es posible que vea un mayor uso de alcohol, tabaco u otras drogas. Cualquiera de estas cosas individualmente o cualquier combinación de ellas puede empeorar la salud y / o empeorar los problemas crónicos de salud que ya tienen. Los números telefónicos de emergencia para todas las naciones del mundo

Si usted, o alguien que le importa, se siente abrumado por emociones como tristeza, depresión o ansiedad, o siente que quiere lastimarse a sí mismo o a otros, llame a una línea de ayuda de emergencia. A continuación se enumera una lista global de líneas de ayuda de emergencia para emergencias médicas y / o ambulancia para cada nación:

911 en los EE. UU., Arabia Saudita, Etiopía, Kenia, Liberia, Uganda, Tristan da Cunha, Iraq, Jordania, Fiji, Gum, Islas Marshall, Micronesia, palau, Tonga, Tuvalu, Belice, Costa Rica, Panamá, Argentina, Bolivia , Ecuador, Paraguay, El Salvador, Honduras, Bahamas, Isla Caimán, Granada, Isla Navassa, San Cristóbal y Nieves, Santa Lucía, San Vicente y las Granadinas, Islas Vírgenes de EE. UU., Barbados, Bonaire, República Dominicana, Armenia, Samoa Americana, Bermudas, Canadá, México, Perú, Uruguay, Filipinas.

112 en India, Angola, Benin, Burundi, Burkina Faso, Camerún, Ghana, Guinea-Bissau, Mayotte, Nigeria, Reunión, Santo Tomé y Príncipe, Afganistán, Bután, Timor Oriental, Kazajstán, Kuwait, Tayikistán, Turkmenistán, Islas Aland, Bélgica, Bulgaria, Chipre, Dinamarca, Estonia, Islas Feroe, Finlandia, Alemania, Georgia, Gibraltar, Groenlandia, Guernsey, Islandia, Irlanda, Isla de Man, Jersey, Italia, Letonia, Lituania, Luxemburgo, Malta, Moldavia, Países Bajos, Norte Chipre, Portugal, Rumania, Eslovenia, España, Turquía, Polinesia Francesa, Nueva Caledonia, Vanuatu, Isla Clipperton, Guadalupe, Martinica, San Pedro y Miquelón, Islas Malvinas, Guayana Francesa,

999 en el Reino Unido y Singapur. Isla Ascensión, Santa Elena, Seychelles, Somalia, Sudán, Sudán del Sur, Zambia, Zimbabwe, Akotiri y Dhekelia, Bahrein, Bangladesh, Myanmar, Hong Kong, Macao, Malasia, Qatar, UAR, Kiribati, Samoa, Guyana, Georgia del Sur y Islas Sandwich

000 Australia, Isla del Coco, Isla de Navidad,

15 Francia, Mali, Marruecos, Níger, Mónaco,

18 Guinea, Senegal,

101 Israel, Mauritania, Uzbekistán,

102 Nepal, Maldivas,

103 Rusia, Bielorrusia, Azerbaiyán, Ucrania, Transnistria, Abjasia,

104 Serbia, Hungría,

110 Siria, Sri Lanka,

111 Nueva Zelanda, Papua Nueva Guinea, Nauru,

114 Tanzania, Mauricio, Eretria,

115 Irán, Surinam, Vietnam, Pakistán, Guinea Ecuatorial,

116 Haití, Gambia,

119 Indonesia, Japón, República de Corea, República Popular Democrática de Corea, Camboya, Sri Lanka,

123 Colombia, Egipto, Madagascar,

124 Bosnia y Herzegovina, Montenegro,

128 Nicaragua, Guatemala,

144 Austria, Liechtenstein,

155 Eslovaquia, República Checa

194 Croacia, Kosovo, República de Macedonia del Norte,

195 Honduras, Laos,

912 Ruanda, Curazao,

Naciones con su propio número de emergencia único:

120 República Popular de China, 14, Argelia, 19 Djibouti,
102 Nepal, 104 Cuba, 105 Mongolia, 110 Jamaica, 113
Noruega, 116 Andorra,, 117 Mozambique, 118 San
Marino, 121 Lesotho, 127 Albania, 130 Cabo Verde, 131
Chile, 132 El Salvador, 140 Líbano, 144 Suiza, 150 Sáhara
Occidental, 166 Grecia, 185 Costa de Marfil, 191 Yemen,
192 Brasil, 198 Túnez, 811 Trinidad y Tobago, 977
Swazilandia, 991 Brunei, 997 Botswana, 998 Islas Cook ,
1220 República Centroafricana, 1300 Gabón, 1515 Libia,
1669 Tailandia, 8200 Togo, 9999 Omán, 10 177 Sudáfrica,
772-03-73 Comoras, Chad 2251-4242

Aquí hay un par de otras cosas para recordar al lidiar
con el estrés. Las personas con afecciones de salud mental
preexistentes deben continuar con su tratamiento y estar al
tanto de los síntomas nuevos o que empeoran. Cuidarse a
sí mismo, a sus amigos y a su familia puede ayudarlo a
sobrellevar el estrés. Ayudar a otros a sobrellevar su estrés
también puede fortalecer su comunidad.

Cosas que puede hacer para reducir el nivel de estrés en su hogar

Hay varias cosas que puede hacer para reducir los niveles de estrés en su hogar. Tómese un descanso para ver, leer o escuchar noticias y las redes sociales que informan sobre la pandemia actual. Escuchar repetidamente la pandemia puede ser molesto. Cuida tu cuerpo. Respira hondo, estira. Trate de comer comidas saludables y bien balanceadas, haga ejercicio regularmente, duerma lo suficiente y evite el alcohol y las drogas. Tómese el tiempo para relajarse.

Intenta hacer otras actividades que disfrutes. Conéctese con otros por teléfono y a través de las redes sociales. Aprende algo nuevo. Puedes estudiarlo en internet. Aprender algo nuevo te quitará la mente del aislamiento y hará que el tiempo pase más rápido.

Si se siente aislado o deprimido, hable con personas de su confianza. Hable con ellos sobre sus preocupaciones y cómo se siente. Llame a su proveedor de atención médica si el estrés interfiere con sus actividades diarias durante más de un día o dos.

Compartir los hechos sobre una pandemia y comprender el riesgo real para usted y las personas que le importan puede hacer que un brote sea menos estresante. Al compartir información precisa sobre la pandemia, puede ayudar a que las personas se sientan menos estresadas. Cuando las personas están menos estresadas, es más probable que se conecten contigo.

Homenaje a todas las Madres

No importa qué idioma hable

Madre se escribe con AMOR

¿Dónde estarías sin su madre?

Usted no estaría aquí.

En muchas culturas madres son vistas como portadoras de

niños

Pero en realidad son las que dan vida

Por que no sólo tienen los niños, pero alimentan y los

crían también

Y para muchos, el amor de una madre es el único amor

humano que es incondicional

Y el único amor de otro ser humano que ha perdurado a lo

largo de sus vidas

Incluso aquellos que no saben quién es su padre saben

quien es su madre

Así que si su madre está viva

Abrásela

Si ella está muy lejos, llámela

Ya sabes que siempre ella haría lo mismo por usted

Si ella ha fallecido

Recuérdela

Diga una oración por ella

Ella no pudo haber sido perfecto

Pero ella siempre hizo lo mejor que pudo

Voy a cerrar con un poema sobre las madres

A partir de una canción que escribí llamada "La esperanza

es la respuesta"

La mujer es una madre

Ella tiene un montón de bocas que alimentar

Se siente como un mártir

La frustración es lo que ella sangra

Así por muchas decepciones

Sin embargo, su fe que mantiene es fuerte

Los niños necesitan a alguien a quien admirar

En tiempos de desesperación

Para todas las madres de por ahí .... :)

El mejor regalo para dar a un niño.

¿Cuál es el mejor regalo para dar a un niño?

No es algo que tiene que gastar un montón de dinero. No es algo que tiene que gastar un montón de dinero.

Es algo que en tendrá que poner de su tiempo.

El mejor regalo para dar a un niño es el don de la alta autoestima positiva.

Las niñas con alta autoestima positiva son menos propensas a tener relaciones y quedar embarazadas en sus años de adolescencia.

Los niños que tienen alta autoestima positiva son menos propensos a ser víctimas de acoso escolar.

Los niños que tienen alta autoestima positiva son menos propensos a sucumbir a la presión de drogas convirtiéndose en adictos o miembros de pandillas

Y son más propensos a creer en sí mismos y no tienen miedo de pensar fuera de su ambiente cómodo o actuar de forma independiente.

Todas estas cosas Positivas son ayuda para el de éxito en la escuela, en el trabajo y en la vida.

Alto autoestima positivo se puede construir a través de:

Alabar las cosas buenas que hace su hijo.

Animar a su hijo a experimentar cosas nuevas.

Apoyo a las cosas nuevas que su niño quiere hacer.

Mostrando su amor incondicional al niño, no importado lo que hayan hecho.

Así que ahorre su dinero.

Tome su tiempo

Haga el esfuerzo.

Dele a su hijo la autoestima alta y positiva.

Adaboo y cual es el amor

más grande de todos

Adaboo era un príncipe en un gran reino. Él, sin embargo, era el príncipe menos conocido. Porque, aunque todos sus hermanos y hermanas eran conocidos por hacer cosas grandes e importantes, Adaboo era pequeño y la única cosa por la que él era conocido era por ser muy atractivo.

Una mañana, Adaboo despertó con una pregunta en su mente. La pregunta era: ¿Cuál es el amor más grande de todos? Adaboo decidió que iba a pasar el día tratando de encontrar la respuesta a esta pregunta.

Adaboo salió de su dormitorio y se dirigió a su madre. Él habló con ella.

"Mamá, ¿Cuál es el amor más grande de todos?", Se preguntó

"No hay amor más grande que el amor de una madre por su hijo. Cuando estás con dolor, te consuela. Cuando necesitas alguien con quien hablar, ella escucha. Aun cuando todo el mundo está contra ti, ella esta siempre para ti. Ella sólo quiere lo mejor para ti. El amor de una madre es el amor más grande de todos, ya que nunca termina. "Ella respondió.

Adaboo pensó que era una maravillosa respuesta a su pregunta. Se preguntó, sin embargo, si los demás estaban de acuerdo?

Adaboo salió al patio y hacia las puertas del palacio. Al acercarse a la puerta, un soldado que estaba de guardia en la puerta le habló.

"¿Y dónde va a usted a salir principito?", le preguntó.

"Estoy en busca de la respuesta a una pregunta."

Respondió Adaboo.

"¿Qué pregunta es esa?" El soldado pregunto.

"¿Cuál es el amor más grande de todos?" Adaboo.

"Esa pregunta es fácil de responder!", Exclamó el soldado.

"¿Es?" Cuestionó Adaboo.

"Por qué seguro es el amor a tu Nación" El soldado exclamó con orgullo. "Los soldados, como yo, aman a nuestra nación tanto, qué nos hemos comprometido a defenderla. Incluso daríamos la vida por ella. "Añadió

"Esa es una maravillosa respuesta!", Respondió Adaboo.
"Pero creo que voy a salir a la ciudad y ver si todo el
mundo está de acuerdo con usted.", Agregó.

El soldado dejó pasar Adaboo y entró en la ciudad.
Después de unas pocas cuadras, Adaboo encontró con un
abogado en su camino a la corte. Adaboo indicó al
abogado que se detuviera y el abogado fue lo que hizo.
"Señor, ¿Cual es el amor más grande de todos?", Preguntó
Adaboo.
"Debe ser el amor por la ley. Porque en la ley, hay justicia.
En la justicia hay equidad. Cuando hay justicia, hay
felicidad porque todo el mundo quiere vivir en un mundo
donde las cosas son justas. "Respondió el abogado.

Adaboo agradeció al abogado, le dijo que le dio una
respuesta legalmente maravillosa a su pregunta y siguió
caminando. Al cabo de dos cuadras, se encontró con una
biblioteca. Subió dos tramos de las escaleras y entró por la
puerta trasera. Pronto vio que una mujer interesante. Que
se escondia detrás de unas pilas de libros. A medida que se
acercaba Adaboo pudo ver que muchos de los libros
estaban abiertos y la mujer estaba leyendo intensamente.
Él supuso que era una erudita. Adaboo se acercó a ella y le
preguntó.

"Disculpe señora." Dijo. "¿Cual es el amor más grande de todos?", concluyo.

La mujer dejó a un lado el libro que estaba leyendo y reflexionó durante unos momentos antes de hablar.
"El amor más grande de todos es el amor por el conocimiento, en el conocimiento es la respuesta a todas las preguntas, incluida la tuya." Respondió. Entonces volvió a pensar por un momento. "Por lo tanto, tendría que decir que el amor más grande de todos es el amor por el conocimiento.", Concluyó.

Adaboo dijo a la mujer que de hecho tenía una maravillosa respuesta a su pregunta. Le dio las gracias, decidió apartarse de la biblioteca y comenzó a caminar de frente por la escalera principal. Al otro lado de la calle de la biblioteca estaba una plaza de mercado. En el rellano a media altura de la escalera, había una meseta que daba a la plaza del mercado. Un hombre con un caballete, un lienzo, pinturas y un cepillo estaba en el rellano. Él estaba pintando un cuadro de la plaza del mercado. Adaboo decidió hacer su pregunta. Adaboo detuvo en el rellano y empezó a hablar.
"Señor". El empezó. "¿Cual es el amor más grande de todos?", Continuó.

El artista dejó de trabajar por un momento y mientras contemplan la plaza del mercado, respondió Adaboo. "El amor de la belleza es el amor más grande de todos.", Respondió. "Sin la belleza, sin el arte de la música o la poesía, el mundo sería un lugar muy feo y aburrido." Continuó.

Adaboo dio las gracias al hombre, le dijo que su respuesta fue simplemente maravillosa y continúa en su viaje. Él cruzó la calle y entró en la plaza del mercado. Al caminar por la plaza del mercado, se encontró con un hombre muy viejo que barría la calle. Se decidió hacerle la pregunta también.

"Señor." Comenzó Adaboo. "¿Cual es el amor más grande de todos?", concluyo.

El anciano dejó de barrer. Se apoyó en su escoba y se quedó fuera en la distancia en algo que debe de haber sido muy lejos, porque Adaboo no vio nada extraordinario en las inmediaciones.

"Y podría... decir...." Comenzó lentamente. "Sería el amor de tu trabajo." Continuó.

¿"El amor a tu trabajo?", Preguntó Adaboo.

"Sí, porque nos pasamos la mayor parte de nuestra vida en el trabajo si no amas a tu trabajo, tendrás una vida desgraciada." Dijo. Después continúo. "Cuando me miras a mí, ¿qué ves?", Le preguntó Adaboo.

"Veo un hombre que barre la calle." Respondió Adaboo.

"Eso es lo que la mayoría de la gente ve, un hombre que limpia después de otros.", Respondió. "He estado barriendo esta calle durante 60 años. Barrer las calles es el único trabajo que sé. Es el único trabajo que he conocido. Lo veo como un trabajo importante porque si no se limpian la calle, la calle estaría muy sucia. Calles sucias atraen a los insectos y ratas. Los insectos y las ratas son portadores de enfermedades. Ellos nos traerían las enfermedades a esta calle pero yo estoy aquí para barrer y mantenerla limpia. Amo mi trabajo. Creo que es un trabajo importante. Así que vivo una vida feliz, sabiendo que mi trabajo es importante. La mayoría de la gente me mira y simplemente ve un barrendero, pero sé que soy un súper héroe. "Continuó.

¿"Un súper héroe?", Preguntó Adaboo.

"Sí, soy un guardián de la salud pública y porque amo mi trabajo y estoy feliz en mi trabajo, yo diría que el amor más grande de todos es el amor a su trabajo." Concluyó.

Adaboo dio las gracias al hombre, le dijo que tenía una respuesta absolutamente maravilloso a la pregunta y siguió caminando a través y más allá de la plaza del mercado, pensando en las cosas nuevas que aprendió acerca de los barrenderos de ser superhéroes.

Después de unas pocas cuadras más, Adaboo llego a un hospital. Mientras caminaba por la calle hacia el hospital, vio a un médico salir de su coche. Adaboo se acercó a ella. "Disculpe doctora." Dijo. "¿Puedo hacerle una pregunta."? Continuó.

¡"Que bonito niño!", Exclamó. "¿Estás enfermo?", Preguntó ella.

"No señora." Respondió Adaboo. "Sólo quiero saber la respuesta a una pregunta, la pregunta es: ¿Cual es el amor más grande de todos"?, concluyo.

La doctora respondió sin vacilar.

"Yo tendría que decir que es el amor a la humanidad. Como médico curo a los enfermos. Hago mejor a la gente. He dedicado mi vida a los demás y ha curarlos".

Adaboo le dijo que tenía una respuesta maravillosa desinteresadamente. Le dio las gracias y luego se volvió y se dirigió de nuevo hacia el palacio, ya que era tarde y quería estar en casa antes de que cayera la noche. Después de unas pocas cuadras al pasar por la escuela. Un maestro estaba observando sus estudiantes subirse en un autobús escolar para llevarlos a casa. Adaboo se detuvo junto a la maestra.

"Disculpe maestro." Dijo. "¿Cual es el amor más grande de todos?", Se preguntó.

El maestro respondió inmediatamente.

"El amor más grande de todos es el amor a la enseñanza porque los maestros construyen el futuro de cada uno de los niños.", Respondió.

Adaboo dijo a la maestra que tenía una maravillosa respuesta y continuó su camino de regreso al palacio. Después de unas pocas cuadras, vio a una joven pareja caminando de la mano. Él les detuvo y se les hizo la pregunta.

"Disculpe, ¿Cual es el amor más grande de todos?", Preguntó.

Sin dudar ambos respondieron.

"El amor más grande de todos es el amor a tu cónyuge.", Respondieron.

"Tu cónyuge siempre te protegerá y apoyara." Dijo el hombre.

"Tu cónyuge siempre te honrara, respetara, amara y apreciara, siempre y cuando tengas tu cónyuge te sentirás amado." Dijo la mujer.

"Y cuando te sientes amado..." dijo el hombre. "Eso es el amor más grande de todos."

Adaboo dijo a la pareja que tienen una respuesta con amor maravilloso. Les dio las gracias y siguió hasta la calle. Después de caminar un rato, Adaboo se encontró con un hombre santo.

"Disculpe". Adaboo Said. "He estado caminando todo el día haciendo una pregunta y me gustaría preguntarle.", Continuó.

"Adelante", dijo el hombre santo. "Pregunta y voy a responder, si puedo." Concluyó.

"¿Cuál es el amor más grande de todos?", Preguntó Adaboo.

El Hombre Santo reflexiono por un momento. Entonces, respondió.

"El amor más grande de todos es el amor de Dios, porque Dios creó el cielo y la tierra. Es la voluntad de Dios que nos permite nacer y nos sostiene cada día. El amor de Dios sobrepasa todos los otros amores combinados y, por lo tanto, el amor de Dios es el amor más grande de todos".

Adaboo dijo al hombre de Dios que tenía una respuesta reverentemente maravillosa. Le dio las gracias y siguió por donde el sol se ponía y el palacio estaba a la vista.

Varios minutos después, Adaboo regresó y atravesó las puertas del palacio. Estaba demasiado cansado para comer, por lo que sólo fue a su dormitorio. Se dio una ducha caliente y puso el pijama. Como su madre un beso en la frente y lo arropo para dormir, Adaboo se dio cuenta de que él no consiguió una respuesta particular y perfecta a su pregunta. Él, sin embargo, obtubo muchas respuestas maravillosas.

Adaboo dio cuenta de que el amor más grande de todos fue diferente para cada persona. Él encontró interesante que todo el mundo al que preguntó sabía lo que el amor más grande de todos era para ellos. Esto significaba que todo el mundo conoce el amor y cada uno tiene amor. Para Adaboo, el amor más grande de todos fue quedarse dormido sabiendo que el mundo está tan lleno de amor.

Berta

Berta
Berta, héroe de la guerra de las bolsas de agua
Lo mas fantastico
Treehouse Explorer
Berta, directora de la caja de jabón juega
Capitán de los piratas del charco
En días lluviosos
La mayoría de la gente la llama marimacho
Pero sé que eso cambiará con el tiempo.
Cuando ella se quita los jeans para un vestido de fiesta
La edad adulta no está muy lejos
Berta, ganadora de la carrera de tres patas.
En rey de la colina
Nadie puede tomar tu lugar
Berta lidera a los bateadores de sandlot en jonrones
Pero ella es la última en cenar en casa.
Cuando el dia termine

Maneras de aliviar el estrés en los niños

Si es padre o cuidador de niños, tenga en cuenta que los niños a menudo basan sus reacciones ante situaciones estresantes en cómo ven reaccionar a los adultos que los rodean. Los padres y cuidadores pueden brindar el mejor apoyo para sus hijos al enfrentar una pandemia con calma y confianza. Los padres pueden ser más tranquilizadores con los demás, especialmente los niños, si están bien informados y preparados.

Si bien no todos los niños responden al estrés de la misma manera, hay algunos cambios comunes para vigilar a los niños más pequeños. Lloro excesivo o irritación, es una cosa. Volver a los comportamientos desde su primera infancia (por ejemplo, accidentes de uso del baño o enuresis) es otra.

Los niños adolescentes pueden experimentar cambios que les son comunes. Uno es el bajo rendimiento escolar o evitar el trabajo escolar. Otra es la dificultad con la atención y la concentración. Una tercera señal es evitar las actividades que disfrutaban en el pasado. Un cuarto es el uso de alcohol, tabaco u otras drogas.

También hay algunos cambios que son comunes para todos los niños, sin importar su edad. Una es la preocupación excesiva o la tristeza. Otro es desarrollar hábitos alimenticios o de sueño poco saludables. Un tercero es la irritabilidad y los comportamientos de "actuación". Un cuarto son dolores de cabeza inexplicables o dolor corporal.

Hay muchas cosas que puede hacer para apoyar a sus hijos y aliviar su estrés. Primero, asegure a sus hijos que están a salvo. Hágales saber que está bien si se sienten molestos. Una forma de ayudarlos a sentirse normales es mantenerse al día con las rutinas regulares. Si las escuelas están cerradas, cree un horario para actividades de aprendizaje y actividades relajantes o divertidas. Manténgase conectado con miembros de la familia que no viven con usted. Hágales saber a sus hijos cómo lidia con su propio estrés para que puedan aprender a sobrellevarlo. Finalmente, puede modelar los comportamientos que desea que tengan sus hijos tomando descansos, durmiendo lo suficiente, haciendo ejercicio, comiendo bien y manteniendo la calma.

Los niños a veces pueden malinterpretar lo que escuchan y pueden asustarse por algo que no entienden. Puede tomarse el tiempo para hablar con ellos sobre la pandemia. Asegúrese de responder preguntas sobre la pandemia actual con hechos, de manera que sus hijos puedan entender. Hay cosas que puede hacer para ayudarlo a minimizar el nivel de estrés de sus hijos con respecto a la exposición excesiva a la cobertura de pandemia o la exposición a sitios web no destinados a niños. Una es limitar la exposición de su familia a la cobertura de noticias del evento. Usar la configuración de la computadora de su hijo para regular lo que puede ver, escuchar y hacer en las redes sociales. Está bien comunicarse con amigos, por ejemplo, no está bien ir a sitios web con imágenes sangrientas de personas que han muerto durante la pandemia. Estas sugerencias pueden ayudar a evitar que los niños malinterpreten lo que oyen. Pueden ayudar a evitar que los niños se asusten.

No podría amarte más

Te das cuenta
El milagro que eres?
Eres la estrella brillante más brillante
En el universo especial
Dentro de mi corazón

Alguna vez has notado
¿La magia que amas contiene?
Elimina todo dolor
Y hace tu mundo hermoso
De nuevo

En las regiones más profundas de mi alma
estoy seguro
  Sí, lo sé
No podría amarte más

Te das cuenta
¿Qué tan dotado debes ser?
Tan lleno de energía
Tu imaginación gira
En realidad

Alguna vez has notado
¿El sol que creas?
Usted motiva positivamente
Y causa toda la vida
Celebrar

En las regiones más profundas de mi alma
estoy seguro
  Sí, lo sé
No podría amarte más

Aferrarse al amor

La gente jugará con tus emociones.
El tiempo te hará pasar por cambios
Solo cuando dejas que te afecten
Que estas cosas en la vida se vuelven peligrosas

Mantente en contacto con tus sentimientos
No importa lo que hagan o digan los demás, aprecia el
amor que vive en tu espíritu
No dejes que nada lo desgaste

Aférrate al amor
Incluso si es lo único que tienes
Aférrate al amor
Nunca te rindas

La presión puede funcionar para romper tu corazón
La frustración puede desgarrar tu alma
Ahí es cuando tienes que luchar aún más duro
No cultivar callas y frio

Mantente en contacto con tus sentimientos
No importa lo que hagan o digan los demás, aprecia el
amor que vive en tu espíritu
No dejes que nada lo desgaste
Aférrate al amor

Solo quiero ser bueno contigo

VERSO 1
No quiero tenerte
No quiero controlarte
Oh, sí, quiero ser bueno contigo
No quiero ponerte triste
Y nunca te trataré mal
Quiero ser bueno contigo
El verdadero amor no es posesivo
No sabe de celos
Con gusto doy sin pensar en tomar
Justo como el amor entre tu y yo

Solo quiero ser bueno contigo
Bien por ti
Solo quiero ser bueno contigo
Para bien

VERSO 2
No quiero retenerte
Quiero que enfrentes el hecho
Que solo quiero ser bueno contigo
Y cuando los tiempos difíciles te visitan
Te consolaré y te veré
Porque solo quiero ser bueno contigo
El verdadero amor es algo que te sostiene
Te alegra estar vivo
Te ayuda a realizar tus esperanzas y tus sueños
Juntos, uno al lado del otro
Solo quiero ser bueno contigo
Bien por ti
Solo quiero ser bueno contigo
Para bien

Capítulo 3 El poder de actuar como miembro de la comunidad

Una cuestión de perspectiva

Tres ancianos estaban sentados en un banco de autobuses. Para pasar el tiempo tuvieron una conversación comparando lo difícil que eran sus infancias. Mientras los dos primeros ancianos hablaban, el tercero se quedó sentado escuchando.

El primer anciano dijo: "Cuando yo era un niño, tenía que caminar tres millas al colegio cada mañana".

El segundo anciano dijo: "Yo tuve que caminar cuatro millas".

El primer anciano dijo: "No había señales de tráfico, arriesgué mi vida cruzando la calle".

El segundo anciano dijo: -¿Tú tenías calles? Yo tenía caminos de tierra. Arriesgué mi vida con cada paso que tomé porque un coche podría atropellarme en cualquier momento. "

El primer anciano, que ya estaba molesto, dijo: "¡Yo tuve que caminar en temperaturas inferiores a cero, congeladas!"

El segundo anciano dijo: "Yo también y nuestro clima era tan frío, mi chaqueta se congeló!"

El primer anciano, imaginando cómo le superó el segundo anciano, insistió: -¡Tú tenías chaquetas!

El segundo anciano contestó: "Sí, teníamos chaquetas pero estábamos tan pobres que mi chaqueta fue hecha de bolsas de papel".

El primer anciano, en un intento obviamente de superar el segundo, gritó: "¿Sí? Bueno, cuando yo era un niño caminaba a la escuela en las

temperaturas tan frío mis zapatos se congelaron! "
A lo que el segundo anciano respondió: -¿Tú tenías zapatos?
El tercer anciano, que había estado sentado en silencio durante toda la conversación, habló de repente; -¿Tu tienes pies?
Luego abrió su chaqueta y reveló dos piernas cortadas en las rodilleras.

A veces miramos la vida desde las perspectivas de nuestros propios problemas y al hacerlo, ignoramos lo afortunados que realmente somos.

Hablando Claro

VERSO 1

Vamos a tomar el engaño fuera de la conversación

Vamos a regresar al humano hacia la humanidad

Vamos a ponerte de vuelta en comunicación

Y regresar a la persona su personalidad

CORO

Hablando claro

Diciendo exactamente lo que queremos decir

Hablando claro

Sin ocultar palabras detrás de una pantalla

VERSO 2

Vamos a sacar el no de la innovación

Vamos a sacar el engaño de la democracia

Vamos a poner un reembolso a la ocupación

Y la respuesta a la responsabilidad

Hablando claro

Hablando claro

Diciendo exactamente lo que queremos decir

Hablando claro

Sin ocultar palabras detrás de una pantalla

VERSO 3

Vamos a regresar la visión a la televisión

El hecho a la satisfacción

La franqueza al candidato

Y el acto en acción

Hablando claro

Hablando claro

Diciendo exactamente lo que queremos decir

Hablando claro

Sin ocultar palabras detrás de una pantalla

Estoy más allá de tu percepción de mí

VERSO 1
Es solo una parte del rompecabezas que conoces
Solo has arañado la superficie
Lo que está delante de ti es un alma infinita.
Una vida llena de propósitos
Soy mas que
Alguna vez sabrás
Mas de lo que ves

CORO
Estoy mas alla
Su percepción
De mí

VERSO 2
Me conoces desde hace mucho tiempo
Vivo y trabajo a tu lado
Has descontado este corazón mío
Aunque sea verdad
Mi amor es mas brillante
Que las estrellas
Más profundo que el mar

CORO
Estoy mas alla
Su percepción
De mí

Verso 3
Caminamos solos por el camino
Encuentra almas gemelas al pasar
Aprende lecciones después
De cicatrices que son eternas
La vida es un viaje
De llegar a ser
Todo lo que podemos ser
CORO
Estoy mas alla
Su percepción
De mí

Reducir el estigma reduce la tensión

A menudo, durante las pandemias hay una tendencia a culpar. Culpar puede enfrentar a un grupo de personas contra otros grupos. Esto aumenta la tensión. Es importante recordar que las personas que son de, pero que no viven en un lugar que ha informado casos durante una pandemia, no corren mayor riesgo de propagarse que otras personas en su país. Las personas que no han estado recientemente en un área de propagación continua de la enfermedad, no tienen mayor riesgo de propagarla que otras personas en su país. Las personas que no han estado en contacto con una persona que es un caso confirmado o sospechoso de la pandemia no tienen mayor riesgo de propagarse que otras personas en su país. Culpar y estigmatizar a estas personas no lo protege de la pandemia, solo somete a otros a prejuicios.

Las emergencias de salud pública, como una pandemia, son momentos estresantes para las personas y las comunidades. El miedo y la ansiedad por una enfermedad pueden conducir al estigma social hacia las personas, los lugares o las cosas. El estigma y la discriminación pueden ocurrir cuando las personas asocian una enfermedad con una población o nacionalidad, aunque no todas las personas de esa población o de esa región están en riesgo de contraer la enfermedad. El estigma también puede ocurrir después de que una persona haya sido liberada de la cuarentena, aunque no se considere un riesgo de propagar la pandemia a otros.

El estigma aumenta la tensión, crea estrés y lastima a todos al crear miedo o enojo hacia otras personas. Algunos signos de estigma incluyen evasión social o rechazo, negación de atención médica, educación, vivienda o empleo, condena pública e incluso violencia física. El estigma afecta la salud emocional y mental de los grupos estigmatizados y las comunidades en las que viven. Detener el estigma es importante para fortalecer a las comunidades y los miembros de la comunidad y hacerlos más capaces de combatir la pandemia actual. Todos pueden ayudar a detener el estigma relacionado con él conociendo los hechos y compartiéndolos con otros en su comunidad y alzando la voz cuando vean que ocurre el estigma.

Hay otras formas en que puede ayudar a detener el estigma y ayudar a fortalecer su comunidad. Puede aumentar la conciencia sobre la pandemia sin aumentar el miedo al compartir información precisa (de los CDC y / o la OMS) sobre cómo se propaga la pandemia. Hable en contra de los comportamientos negativos, incluidas las declaraciones negativas en las redes sociales sobre grupos de personas o el maltrato de las personas que no representan un riesgo por las actividades regulares. Tenga cuidado con las imágenes que comparte con otros. Asegúrese de que no refuercen los estereotipos negativos.

La mentalidad de usar y tirar

Vivimos en un mundo que tiene una mentalidad de tirar. Las cosas están hechas para ser tiradas. Embalaje para productos domésticos comunes (pasta de dientes, detergente para la ropa, alimentos enlatados), están hechos para ser tirados. Los grandes productos como muebles, materiales de construcción y la electrónica de consumo también están destinados a la vida en general corta seguidos de un viaje a la basura.

Esta mentalidad de tirar, fue creada por las empresas con la obsolescencia programada, los anunciantes que crean el deseo de tener la versión o consumidores impulsados por la presión de grupo para mantenerse al día con nuestros amigos , vecinos nuevos y mejorados, esta mentalidad tirar se ha tejido en nuestra cultura global. Por desgracia, se extiende más allá de simples productos y en las relaciones humanas.

Lo que pudo haber comenzado como un deseo de hacer las cosas mejor y más grandes se ha convertido en un enfoque global de la vida en general? La gente ahora está mirando más allá de los productos y esta mirando a las relaciones con los demás

Las personas están tirando sus mascotas. Consiguen una mascota, la mascota no se ajusta a lo que esperaban y se lo dan a la perrera, tírelo a la basura o fuera de la de la casa o en coche a otro pueblo o el medio de la nada y dejar que se vaya. En las últimas semanas los amigos me han hablado de dos familias, una que se va de vacaciones y no quieren gastar dinero para llevar a su perro de siete años, por lo que la llevaron a la perrera. La otra familia abandonó su perro de once anos de edad en el veterinario para ser sacrificado yendo en su camino a Disneyland. La dejó en manos del personal veterinario para ayudar al pobre animal a superar el sentimiento de abandono, ya que le dieron una inyección letal, mientras disfrutaban de un paseo en los piratas del Caribe.

Las personas también están tirando sus relaciones con otras personas. Las amistades terminan justo cuando el amigo tiene alguna necesidad. Las relaciones románticas terminan cuando una pareja descubre un defecto en la otra o porque las dos partes están discutiendo. Los matrimonios terminar porque las personas no tienen el tiempo o el deseo de trabajar en su relación. En algunos países el 50% de todos los matrimonios terminan en divorcio. Cuando hay niños involucrados, algunos padres abandonan a la relación con sus hijos por la ira o el temor a hacer frente a su ex pareja.

Lo que la mayoría de las personas no piensan cuando están practicando un tiro de mentalidad es que desechar no significa que el problema sea resuelto. Tirar significa que el problema no se ha tomado en cuenta, el que hace el lanzamiento espera que otra persona lo resuelva. Los artículos que tiramos van a nuestro medio ambiente.

Contaminar el océano o simplemente ignóralo hasta que estén bien contaminados, o poco a poco se desintegran durante un período de años. Las relaciones que tiramos producen animales traumatizados y personas dolidas. Hasta que nosotros, como individuos de la humanidad como una raza comience a cambiar nuestra forma de pensar continuaremos tirando cosas, animales y personas hasta que nos convirtamos en algo menos que humano. La próxima vez va a tirar algo, ya sea un producto, un animal doméstico o una relación con otra persona, piense en donde va a tirarlo realmente y donde va a terminar y la cantidad de dolor que causará a la familia humana.

Diferente

Si marcho al ritmo de un tambor diferente
¿Qué está mal con eso?
Y si no estoy de acuerdo de dónde vienes
No te enojes

Se necesita todo tipo de personas para hacer que la raza
humana
Y todos encajan a su manera

No hay derecho
Sin error
Simplemente hay diferente
Culturalmente hablando

Muchas disputas en este mundo
Podría ser detenido esta noche
Si solo comenzamos a respetar
La forma de vida del otro

Se necesita todo tipo de personas para hacer que la raza
humana
Y todos encajan a su manera

No hay derecho
Sin error
Simplemente hay diferente
Culturalmente hablando

Una Mundo Un Gente

VERSO 1
Las cosas están difíciles en estos días mis amigos
A veces parece que los tiempos difíciles nunca terminarán
Pero cuando las pesadillas de la realidad vienen
arrastrándose
A veces cuando no estoy durmiendo
Llamo a la fuerza interior para que desaparezcan
Porque lo se,
Sí, lo sé
En mi corazón de corazones lo sé
Que todo estará bien

Porque tenemos un mundo
Un Gente
Dos sexos
Ambos iguales
dieciseis mil millones de ojos
Ocho mil millones de almas ven a través de ellos.
Pero solo una carrera
Y eso es humano

Las personas que buscan encontrar las soluciones para
Problemas que enfrentan tanto los viejos como los nuevos
En tiempos de desesperación
Comunicación interna
Produce una luz de comprensión
Y ellos sabrán
Sí, ellos sabrán
En su corazón de corazones sabrán
Que todo estará bien

Porque tenemos un mundo
Un Gente
Dos sexos
Ambos iguales
dieciseis mil millones de ojos
Ocho mil millones de almas ven a través de ellos.
Pero solo una carrera
Y eso es humano

Cómo todo está conectado

Un día, mientras yo estaba regando el patio de atrás. El Señor me enseñó la siguiente lección. Como yo estaba regando el césped, me di cuenta que parte de la raíz del árbol salía por encima de la hierba cerca de 20 pies del árbol. Fue entonces cuando el Señor vino a mí y me dijo:

"Si deseas regar el árbol tu no sólo debes de regar el agua en la base del árbol, sino que debe también en sus raíces que surgen por todo el patio." Dijo el Señor. "Parar y mirar." Y añadió: "en todos los lugares donde la raíz del árbol surge en su patio."
Así lo hice. He encontrado una docena de lugares.

"Si no riegas todos esos lugares", El Señor continuó "El árbol se marchita y muere en los lugares donde no le cae el agua. No regar el árbol entero, en todos los lugares en los que su raíz surge lastima el árbol. De esta manera, el árbol está conectado a su patio y a su jardín por el árbol. "El Señor señaló."

"Este árbol en su jardín también puede representar el árbol de la vida en este planeta." El Señor continuó: "Toda la vida en este planeta está conectada. Si usted descuida una parte de la vida en este planeta, ya sea un individuo o una especie entera de plantas o animales, daña toda la vida en este planeta, porque toda la vida en este planeta está conectada tal como se conectan las raíces de este árbol".

Con eso, la lección terminó. Yo siempre había sabido acerca de la conexión de toda la vida en nuestro planeta, pero el Señor puso la conexión entre sí de una manera tan simple, pero profunda que, por primera vez, realmente entendí el concepto. Simplemente estoy relatando esta interacción aquí, para que así sea posible que usted lo entienda también.

El Mutuo Acuerdo

Sam había estado comprando en la tienda del club de compras durante varios años. La tienda cobraba una cuota de membresía anual. Sólo se permitía a los miembros comprar allí. Siempre había un trabajador en la entrada pidiendo a todos los que querían entrar para mostrar una tarjeta de membresía. Había otro trabajador a la salida de la tienda preguntando a todos los que salían que mostraran sus recibos de compra.

Casi cada vez que Sam iba de compras a la tienda hacia estas dos reglas simples, mostraba su tarjeta de miembro al entrar y mostraba su recibo al salir. Había habido varias veces que Sam no se molestaba en mostrar su tarjeta de miembro al entrar en la tienda y ninguno de los trabajadores que estaban manejando la entrada en el momento lo acosaron sobre ello. Había unas pocas veces cuando no mostró a la persona en la salida su recibo. Nadie lo detuvo ni le dijo nada.

En este día en particular, Sam tenía prisa. Necesitaba recoger algunos de los ingredientes necesarios para preparar el desayuno y necesitaba ir a la tienda, comprar los ingredientes, ir a casa y cocinar el desayuno antes de que su hijo mayor se fuera a trabajar. Tuvo que hacer todo esto en 45 minutos. Sam llegó a la tienda, recogió los ingredientes, se puso en la línea de pago y pagó los ingredientes todos en 23 minutos. Entonces encontró un obstáculo.

Cuando se fue a dejar, había una línea interminable en la salida de la tienda. Fue tan largo, que ni siquiera podía ver la salida de la tienda. Sam asomó la cabeza hacia el otro lado de la puerta de salida. Vio a otro trabajador parado en el otro lado con sólo dos personas esperando para mostrarle su recibo. Sam se separó de la línea y comenzó a correr hacia el lado de la salida con una línea más pequeña.

Mientras daba sus primeros pasos, vio a una de las personas en la línea de salida. El trabajador comenzó a mirar el recibo de la última persona en su línea. Sam corrió más rápido. Justo cuando se acercaba al trabajador a la salida, el trabajador se alejó. Sam, ahora a unos 15 pies de la puerta de salida en el lado donde el trabajador estaba de pie, dejó de caminar. Sólo se quedó allí, tratando de averiguar qué debía hacer.

En cuestión de segundos, otra persona se detuvo detrás de él. Sam volvió a mirar la línea en la que había estado antes. Era incluso más larga que cuando entró. El miro su reloj. Habían pasado otros dos minutos. Miró 15 pies delante de él en la cabecera de la larga cola. Vio a uno de los ancianos, lenta y cuidadosamente mirando el recibo de alguien. Sam sabía que no quería volver a esa larga fila, pero ahora no había nadie para mirar su recibo en el lado de la puerta de salida que estaba de pie.

De repente, la persona que estaba detrás de Sam corrió a su alrededor y salió de la puerta de salida del lado donde ambos estaban de pie. El anciano no dijo nada mientras el hombre salía corriendo por la puerta de salida. Alguien en la larga cola empezó a gritar.

"¿En serio, te vas a ir sin mostrar tu recibo?" Dijo la persona en la línea.

Sólo tengo unas cuantas cosas. No necesito que nadie mire mi recibo. "Dijo el hombre mientras salía de la tienda.

Sam miró hacia atrás en la larga fila. Luego siguió al hombre por la puerta de salida. Nadie le dijo nada. Mientras caminaba por el estacionamiento, se sentía un poco culpable, pero realmente necesitaba llegar a casa y comenzar a cocinar el desayuno. Llegó a su coche y comenzó a poner los ingredientes en su cajuela. De repente, sintió un golpecito en su hombro. Se volvió para encontrar un 6 '3 "alto, 240 libras, hombre de mediana edad de pie detrás de él.

¿De veras va a salir de la tienda sin enseñar su recibo? -preguntó con un ceño enojado en la cara.

Sam supo por su voz que era el mismo que gritaba al hombre que salía de la tienda antes que él. Pensó en cómo respondería a esa persona que estaba enojada por alguien que violaba el sentido del orden creado por todos para que las personas siguieran las reglas.

"Tengo que llegar a casa y preparar el desayuno para que mi hijo pueda comer antes de ir a trabajar hoy y no podía esperar en esa larga fila o tendría que irse sin desayunar", dijo Sam.

-Entiendo -dijo el hombre-. "Pero necesitamos orden para tener una sociedad. No podemos tener orden a menos que todos estén de acuerdo en obedecer las reglas, incluso si obedecer las reglas significa un sacrificio personal para el individuo. "Él continuó.

"Puedo ver su punto cuando se trata de obedecer las leyes, pero esto no es una ley, esta es una regla impuesta por una empresa privada, que ni siquiera es estrictamente aplicada por la compañía." Sam respondió.

"Comienza con desobedecer las reglas de la compañía y después ejecutar las señales de la parada y entonces, antes de que usted lo sepa, vivimos en una sociedad caótica, desordenada!" El hombre contestó. "¡Usted, señor, es un agente del caos!" Continuó mientras se alejaba.

Mientras Sam se alejaba, no se consideraba un agente del caos, sino un hombre que necesitaba alimentar a su hijo antes de ir a trabajar. Luego pensó en su hijo, el hijo al que se dirigía a casa para preparar el desayuno. Su hijo nunca parecía encajar en la sociedad. Nunca fue ordenado. No pensó dentro de la caja, pensó fuera de la caja. Apenas pasaba sus clases en la escuela secundaria y no podía conseguir un trabajo, así que comenzó su propio negocio.

Cuando lo hizo, Sam le prestó el dinero para iniciarlo porque los bancos siguieron las reglas y prestaban el dinero en garantía, no en potencial. Todos los demás hijos de Sam sabían le decían que estaba loco o que sus planes de negocios no funcionaban. Las opiniones de aquellos a de los cuales usted se preocupa crean un acuerdo mutuo, la opinión pública cree que usted fallará.

Sam creía en su hijo. Para su crédito, el hijo de Sam creyó en sí mismo y sus planes lo suficiente como para pensar más allá de lo que todo el mundo le dijo. Con el tiempo, tuvo éxito y su éxito le permitió emplear a tres mil personas. El hijo de Sam le dijo que las reglas y las leyes sólo pueden tener éxito de mutuo acuerdo, pero que a veces tienes que optar por las reglas que te detienen para construir en tu propio camino.

El hombre que se enfrentó a Sam en su coche pensó que estaba enseñando a Sam una lección. Sam aprendió algo del hombre. No es que debamos obedecer todas las reglas sin importar cuál sea el costo personal, sino que los acuerdos mutuos que los miembros de la sociedad puedan hacer para una sociedad ordenada, pero también pueden impedir que realicemos todo nuestro potencial.

Cómo te comportas
Afecta su medio ambiente
Una lección de vida

Si usted toma una piedra y la tira para que la piedra salte y salte a través de un lago, va a ver las ondulaciones del agua. Así como la piedra afecta el agua en el lago, así afectan el medio ambiente a su alrededor por la forma en que interactúan. De hecho, su forma de actuar crea el entorno a su alrededor. Aquí hay dos ejemplos de esto de mi vida que me pasó recientemente.

La primera ocurrió mientras yo estaba de pie en línea en la tienda de comestibles, observé a un hombre dejar su carro en la línea de salida. Fue al siguiente pasillo para conseguir algo que olvidó. Una señora pasó junto a él y se acercó a la línea que el hombre acababa de dejar. En cuestión de segundos, al no ver a nadie, la señora movió su carro y saltó delante de él en línea. El hombre volvió dentro de quince segundos y para entonces, la mujer ya había puesto cuatro cosas en la cinta transportadora. El hombre le preguntó a la mujer por qué movió su carro y saltó delante de él. La mujer respondió que no estaba allí, así que perdió su lugar. El hombre y la mujer se metieron en una discusión. Otras personas en el mercado observaron como el argumento escaló he hizo una tensión en el habiente. Pronto otras personas comenzaron a discutir acerca de quién tenía razón y quién estaba equivocado en la discusión entre el hombre y la mujer.

La segunda sucedió más tarde ese mismo día, yo estaba en línea en un restaurante popular. Tenía una hoja de con varios cupones y estaba preguntando si todavía estaban vigentes, ya que creía que ese día era el último día antes de los cupones expiraran.

Había un hombre detrás de mí que tuvo que esperar un poco más debido a mi interacción prolongada con el cajero. Después de darle al cajero el cupón que seleccioné de la hoja me volví hacia el hombre que había estado detrás de mí y me disculpé por mi demora. Le ofrecí mi hoja de cupones para que también pudiera aprovechar un cupón si encontraba algo que le gustaba. Utilizó un cupón en la hoja. Luego le entregó la hoja a la mujer que estaba detrás de él en línea y también usó un cupón en la hoja. Ambos se animaron más, luego entraron en contacto y conversaron unos con otros y conmigo.`

Mis acciones hicieron que ambas personas sonrieran y cambiaron el ambiente de aislamiento a amistoso. Esto es algo que cualquiera puede hacer. Cualquiera puede pasar una hoja de cupones que está a punto de expirar y ofrecer a sus clientes compañeros sin esperar nada a cambio. Usted podría considerar hacer esto algún tiempo y ver si cambia el entorno a su alrededor.

Un Pequena Vela

Ella vivía en el centro de la ciudad
Pero se sentía como si estuviera viviendo en el infierno
Se preguntó cómo terminó allíY sentía temor cuando
llegaba la noche
Se sentía tan aislada
Y marcada por sueños rotos
Ella se durmió serenada por
Tiros, gemidos y gritos
Encendieron una pequeña vela
Y la puso junto a su ventana
Para luchar contra la oscuridad
Y que el mundo sepa
Esa pequeña vela
Una alma para defender sus derechos
Una pequeña vela
Para mantener lejos a la noche

Mientras luchaba cada día
Caminaba hacia sus metas mientras estaba rodeada por
Los que perdieron el camino
Ella fue asaltada por las tentaciones
Martillada por la negligencia
Pero siguió caminando de todos modos
Un paso después del siguiente
Encendió una pequeña vela

Esto siguió por años
Y las cosas mejoraron con el tiempo
Luchaba todos los días
Y encendía una vela cada noche
Una noche antes de dormir
Ella miró hacia fuera y para su sorpresa

Vio otras 10.000 velas
Ahogando la oscuridad con su luz

Encendieron una pequeña vela
Y la pusieron junto a su ventana
Para luchar contra la oscuridad
Y que el mundo sepa
Esa pequeña vela
Es un alma para defender sus derechos
Una pequeña vela
Para mantener lejos a la noche

El final (no) está cerca

"Este no es el final sino simplemente el final del comienzo".

Los tiempos en los que vivimos actualmente no son el final. Ni siquiera son el comienzo del final. Sin embargo, son el final del comienzo. Muchos falsos profetas han aparecido antes de que la humanidad proclame la tristeza y la perdición. Cultivan un puñado de seguidores y, a menudo, los persuaden para que abandonen sus posesiones mundanas o incluso sus vidas. Que desperdicio.

En verdad, la humanidad está más cerca del comienzo de su tenencia en la tierra de lo que está del final. Entonces, todas las excusas de la humanidad para no esforzarse mucho, para contaminar el planeta, para ignorar o causar enfermedades y catástrofes son inútiles. Estás atrapado en este planeta durante un tiempo. Si el aire huele a basura podrida, el agua es viscosa y sucia, la tierra está tan agotada de nutrientes que produce cosechas escuálidas y desnutridas, es el aire que respirarán usted y sus futuras generaciones, el agua que beberán ellos y el suelo que tú y ellos trabajan y cosechan tú y ellos cosecharán.

Tampoco hay necesidad de temer al Señor. Por lo tanto, no hay necesidad de temer que infierno o el hombre del saco o cualquier otra cosa venga a hacerte pagar por mantener ese libro de la biblioteca un par de días demasiado tiempo. No hay necesidad de hacer lo correcto porque temes que Dios te atrape si no lo haces. Haz lo correcto porque es lo correcto. Haga lo correcto porque puede ser una oportunidad para actuar como un Agente del Señor. Haga lo correcto, ya que puede ayudar a impulsar a la humanidad hacia un futuro más brillante y lejos del mal aire, el agua viscosa y la oscuridad de las cosechas escuálidas y el escenario fatal que podría suceder si no lo hace.

Debido a que El Señor no te juzga directamente, sino a través del ADN espiritual que está en ti, tienes la oportunidad de ejercer la libertad de amar verdaderamente al Señor y a toda la creación. Puede optar por aprovechar todas las cosas maravillosas de este planeta y vivir de manera responsable para asegurarse de que estén disponibles durante toda su vida y las de las generaciones futuras. Puedes elegir ayudar a otros en lugar de solo a ti mismo.

En nuestras vidas, la humanidad comenzará un cambio en el pensamiento, especialmente en su percepción de El Señor. Esto comenzará como un goteo pequeño, posiblemente insignificante, pero con el tiempo se convertirá en una ola de conciencia que recorre toda la humanidad. Este cambio, cuando se complete, señalará el final del período inicial y marcará el comienzo del período medio de la existencia de la humanidad.

Cuando llegue el final, no vendrá como un grito, sino como un susurro. Llegará durante un largo período de tiempo, como un subproducto de todo lo que vino antes. Aparecerá como un enlace lógico sucesivo en una cadena de eventos que silenciosamente evolucionó antes que él. Mucha gente lee revelaciones como si evolucionara en el lapso de una película de acción de dos horas. Léalo de nuevo como si evolucionara durante un período de tiempo muy largo. Piense en el simbolismo como la representación de cosas que la humanidad ha hecho a nuestro planeta por negligencia.

La esperanza es la respuesta
VERSO 1
El hombre es un empleado
Trabajando y sudando todos los días
No tiene mucho dinero
Todavía tiene cuentas a pagar
Él pregunta al maestro
Y tiene una larga espera para su respuesta
Justo cuando él va a rendirse
Viene la revelación

Esa esperanza es la respuesta
Cuando todo se desvanece

Verso 2
La mujer es madre
Tiene muchas bocas para alimentar
Se siente como un mártir
La frustración es lo que ella sangra
Tantas decepciones
Sin embargo, su fe la mantiene fuerte
Los niños necesitan a alguien como ejemplo
En tiempos de desesperación

La esperanza es la respuesta

Verso 3
Tanto sufrimiento y angustia
En toda esta llanura mundana
Tantos atrapados en ella
Eso no puede ver más allá de su dolor
Grita la sabiduría de los siglos
Todas las heridas son sanadas en el tiempo
Como un faro para el futuro
Brilla la inspiración
Esa esperanza es la respuesta
El verdadero significado del fracaso

Lo Podemos Hacer

VERSO 1

Hablando no conseguiremos hacer cosas

Nada sucede hasta que el trabajo se inicia

La actitud de "Sí se puede"

Funciona mejor cuando tienes un plan

PUENTE

Motivación positiva

Es la chispa de la vida de una generación iluminada

Motivación positiva

Es la fuerza de la vida de una generación iluminada

Motivación positiva

Es la sangre de la vida de una generación iluminada

CORO

Lo podemos hacer

Todo lo que tenemos que hacer es decidirnos

Lo podemos hacer

Si tomamos el tiempo para organizar

VERSO 2

Nada se soluciona huyendo

Da la cara al problema no tenga miedo

Corrígelo rápido porque una vez que se ha ido

El camino está claro para continuar

CORO

Lo podemos hacer

Todo lo que tenemos que hacer es decidirnos

Lo podemos hacer

Si tomamos el tiempo para organizar

Capitulo 4 Lecciones del poder de la vida en tiempos de crisis

¿Y si el propósito de la vida es aprender lo que tiene que enseñarnos?

¿Qué pasa si los obstáculos y contratiempos que experimentamos solamente son pruebas destinadas a hacernos más fuertes?

¿Qué pasa si los fracasos que experimentamos sólo son hechos para enseñarnos lo que no se debe hacer en el futuro?

¿Qué pasa si estamos destinados a aprender, no sólo de los errores que cometemos, sino también de los errores de otros?

¿Qué pasaría si cada experiencia de la vida, no importa lo breve o inútil que parezca en la superficie contiene un significado más profundo que las lecciones que se puede producir a partir de los conocimientos adquiridos y la experiencia que enseñó tanto al espíritu como el experimentar la vida y para el resto de la humanidad y el universo?

¿Sabiendo esto, sería el dolor y el sufrimiento inútil o sin sentido?

¿Si el propósito de la vida es aprender lo que tiene que enseñarnos... ?

¿Que has aprendido?

Lecciones de la vida

Hay muchas veces en nuestras vidas nos dan oportunidades para aprender lecciones de la vida. A veces nos son presentadas como cosas que nos son contadas, vistas por nosotros o que nos pasan. Estamos destinados a aprender de ellas. Las lecciones de la vida, sin embargo, van más allá de nuestra propia experiencia. También debemos aprender de las experiencias de otros. A menudo vemos personas, algunas que conocemos, otras que no conocemos, cometen errores. Estamos destinados a aprender de sus errores también.

Alguien que conoces podría decir o hacer algo que tiene consecuencias nefastas para ellos. A veces el acontecimiento que les sucede es el crecimiento de una serie de malas decisiones y actos estúpidos e impulsivos. Otras veces, es el resultado de una decisión o acto catastróficamente malo. El niño que toca la estufa caliente y se quema la mano, el adolescente que golpea a otro y termina en la cárcel o el adulto que conduce borracho y mata a alguien, todos deben aprender una lección por sí mismos, pero también los que están a su alrededor. Como cada persona debe aprender de sus errores, también pasan en las comunidades. Si estas comunidades son barrios, ciudades o naciones, deben aprender de sus errores y de los errores de otros. Los errores de nosotros mismos y de otros han sido transmitidos durante milenios en forma de historias orales y escritas. Existe una correlación directa entre los errores cometidos por las comunidades (muchas de ellas ahora extintas) en el pasado y lo que hacen las comunidades en el presente y en el futuro. Conocer la historia de su propia gente, así como la de otras personas, puede ampliar los horizontes de su comunidad y puede proporcionar más posibilidades para resolver problemas. Hay muchos pueblos en este mundo, pero en realidad no hay más que una raza, la raza humana. Los humanos deben aprender de los errores de la raza humana y no limitarse a estudiar las pruebas y tribulaciones de un segmento de ella.

Así que estudia. Estudia personas y eventos en tu vida diaria. Estudie eventos en las noticias locales, nacionales e internacionales. Estudia las historias de varias culturas. Las lecciones están ahí para que usted pueda aprender. Cuanto más amplia es su educación, más bien redondeado su conocimiento y experiencia es. En el gran esquema de cosas, a veces las personas que sufren terribles consecuencias están destinadas a servir como un ejemplo o una advertencia para los demás. Aquellos que no aprenden de otros errores pueden estar obligados a repetirlos. Aquellos que aprenden de los errores de los demás pueden ser salvados de las consecuencias que suceden a otros.

La Leccion

Un profesor de secundaria decidió enseñar a su alumno éticas de trabajo. Dispuso que el estudiante ayudara a cavar un par de pequeñas trincheras en un parque local. En el día señalado, se dirigieron al parque. El profesor tomó una pala que llevaba y mostró brevemente al estudiante cómo cavar una pequeña zanja. Entonces se le pidió al estudiante que cavara una. El estudiante cumplió. Cuando el estudiante termino la excavación de la zanja, el maestro le pidió que cavara otra y otra más después de eso. Después de que el estudiante había terminado de excavar varias zanjas pequeñas se detuvo. Él hizo una pregunta al maestro.

"¿Por qué estoy haciendo todo el trabajo y usted sólo está mirando?" Le preguntó al maestro.

"Eso es porque le estoy supervisando." Respondió el maestro"

Después de una hora que había pasado el estudiante había cavado varias trincheras más pequeñas, el maestro le dijo que parara.

"¿Qué aprendió el día de hoy?" Preguntó al estudiante.

"Aprendí el significado de una palabra nueva.", Respondió el estudiante.

"¿Es la palabra trabajo?" El maestro le preguntó a la espera ansiosa.

"No", dijo el estudiante de la palabra es supervisor.

¿"Supervisor?" Preguntó el maestro con una mirada de asombro en su rostro.

"Sí" dijo el estudiante.

"Supervisor, yo hago todo el trabajo, usted supervisa y le pagan más que a mí, supervisor." Continuó el estudiante.

En La naturaleza del sufrimiento y del sacrificio

El sufrimiento es un estado de ser que se acentúa por el estado emocional del ser y del ego. La vida presentará muchas oportunidades para sufrir, pero el sufrimiento es tan malo como usted lo permite. El sufrimiento puede ser minimizado o intensificado por la forma en que usted reacciona a él.

El sufrimiento es una parte de la vida. Está destinado a construir el carácter. En estos tiempos, a menudo crea amargura, resentimiento y odio. El sufrimiento puede ser tu mejor maestro si sabes aprender de él. Es a través del sufrimiento que aprendes lo que no te gusta y tienes la oportunidad de hacer los cambios que eliminarán el sufrimiento. Escuche su sufrimiento, analice cuál es su causa y trabaje para corregir la causa.

El sufrimiento es también un estado mental. El dolor puede ser muy real pero hay dos tipos de dolor, físico y mental / emocional. La mente y el espíritu pueden minimizar y a veces eliminarlos a ambos. Los anales de la historia están llenos de aquellos que han entrado en un estado de trance y han sido capaces de superar el dolor físico. El dolor mental y emocional también puede ser superado. La vida está llena de contratiempos, desastres y accidentes. Muchos tienen una cierta proclividad hacia revolcarse en la autocompasión. Esto sólo alarga el tiempo y el efecto del sufrimiento. Centrarse en soluciones potenciales en lugar de centrarse en llorar sobre el problema puede ayudar a minimizar el sufrimiento.

En el gran esquema de las cosas, el sufrimiento está destinado a enseñar una lección. Si la lección es para un individuo, un grupo, una cultura, una nación o un planeta depende del sufrimiento. La naturaleza del sufrimiento es que continuará hasta que se aprenda la lección. A veces se necesita repetir mucho hasta que se aprende la lección. Tanto las personas buenas como las malas cosechan los beneficios del sol. Tanto las buenas como las malas reciben lluvia para sus cultivos. El caos y el desastre suceden tanto a lo bueno como a lo malo. La diferencia en las secuelas de la tragedia es la lección aprendida o no aprendida. La naturaleza del sufrimiento es que continuará hasta que se aprenda la lección. Esto es cierto para un individuo, una comunidad, una nación o un planeta.

Sacrificio es negarse a sí mismo algo con el propósito de avanzar hacia adelante hacia un resultado u objetivo planificado. Esto puede funcionar para una meta individual (como la expiación o la iluminación espiritual), una meta familiar (ahorrar dinero para la universidad de su hijo), (dejar de fumar para que pueda vivir el tiempo suficiente para ver a su hijo ir a la universidad) (sobre la contaminación mediante el reciclaje). Qué crees y cómo crees te define. Las cosas que haces y el espíritu en el que las haces te definen. Lo que crees y las acciones que tomas en esas creencias son lo que te define. El sacrificio también está destinado a construir el carácter. También enseña lecciones. Más allá de esto, el sacrificio ayuda a alcanzar los objetivos. Tiene un producto final que es tangible. Ir sin algo o con menos de algo un día, podría significar que estará disponible otro día. Esto habla directamente hacia la conservación de los recursos, ya sean recursos del individuo o del planeta.

Aunque rara vez hay necesidad de sufrimiento (aparte de la catarsis, la construcción de carácter o la enseñanza de una lección), el sufrimiento puede ser minimizado por las perspectivas personales, a menudo hay una necesidad de sacrificio. Las personas que dilapidan lo que tienen en un corto período de tiempo o que actúan como glotones, acaparando y gastando recursos a menudo terminan sin recursos o sin amigos, o ambas cosas. La vida es un largo camino. Se necesita sacrificio para llegar a la meta.

Las personas que no sacrifican a menudo se vuelven egoístas. Las comunidades que no sacrifican a menudo se encuentran fuera de los recursos. Las sociedades que no se sacrifican, rara vez logran algo digno de notar.

Su Reputación

Su reputación
Es lo que se cree que es
En una galaxia de personas
Puede ser una estrella brillante
Su reputación
Puede hacerla
O la puede romper

Su reputación
Es lo que ven los demás
Es su manera de ser
En lo que ellos quieren que seas
Se puede romper
Por palabras dichas
Por su reputación

Su reputación
Puede seguir adelante
Le puede dar alas de oro
O pies de plomo
Su reputación
Puede hacerlo a usted
O puede romperlo

Su reputación
Se basa en sus acciones
Puede perderla

Si usted no da satisfacción
Puede ser rota
Por palabras habladas
Por su reputación

Una bendición disfrazada

¿Alguna vez le ha pasado algo malo, solo para darse cuenta más tarde que actualmente era una bendición disfrazada? Cosas malas le pasan a la gente buena todo el tiempo. Pero mientras algunos retienen el dolor causado por cosas malas como si fueran joyas preciosas, dejando que el dolor los detenga y no tratan nuevas experiencias. Otros las dejan ir y continúan con sus vidas.

Se ha escrito que todo sucede es por una razón. Es cierto, todo sucede por una razón es sólo que la persona a la que le sucede usualmente no sabe cuál fue la razón en ese momento del porque esas cosas le están sucediendo. La razón por lo general sólo se hace evidente en retrospectiva, después de que el incidente ha pasado después de un tiempo y un poco de perspectiva puede ser alcanzada.

Así que, ¿cuál es la diferencia entre las personas que están devastadas por las cosas malas que les pasan y los que parecen sobresalir de una forma rápida más allá del trauma asociado con el incidente? Las personas que salen rápidamente son a menudo personas en una de tres categorías: son personas de fe, las personas espirituales o personas con una actitud positiva.

La gente de fe a menudo sobrepasa más allá de las cosas malas que les suceden porque se les ha enseñado a través de su religión que Dios vela por todos y los protege. Tienen un libro sagrado, lleno de historias y parábolas que ilustran este punto. Tienen autoridades religiosas que pueden ir a buscar para orientación. Tienen a una comunidad de personas que creen en lo hacen y que pueden contar con su apoyo. Siguen adelante con la ayuda de otras personas de fe como miembro de una comunidad solidaria.

Las personas espirituales creen en un poder superior. Creen que el poder superior es en última instancia del bien y que las cosas malas son parte de la vida. Buscan aprender la lección de que lo malo fue enviado para enseñarles a ellos. Se recuperan, porque saben que lo malo que acaba de sucederles a ellos paso por una razón. Pueden no saber el motivo en el momento, pero sabiendo que sucedió por una razón les da la fuerza para seguir adelante.

Las personas con una actitud positiva ante la vida pueden no tener religión. Ni siquiera puede que crean en una potencia superior. Ellos tienen la fortaleza por la honesta creencia de que cosas buenas pueden salir de las malas y que no hay mal que por bien no venga. También pueden tener pensamientos más fuertes con la creencia de que de que lo malo podría haber sido peor y se que cuentan como la suerte que lo malo no era lo peor. También pueden creer que hay algo mejor a la vuelta de la esquina. Se superan para llegar a ese algo mejor.

¿Está usted en cualquiera de los tres grupos descritos anteriormente? ¿Tiene un libro sagrado, autoridades religiosas y una comunidad detrás de usted? ¿Usted cree que todo sucede por una razón y busca una lección por cada evento? ¿Usted cree que no hay mal que por bien no venga? O... ¿está una combinación de dos o más de estos tres tipos? Si es así, enhorabuena, no se ha desarrollado una estrategia de supervivencia para las cosas malas que suceden en la vida. Si usted no pertenece a ninguna de las tres categorías mencionadas, ¿cuál es su estrategia de afrontamiento? ¿Cómo ha funcionado para usted? ¿Deja que las cosas malas que le suceden lo detengan o avanza más allá de ellas? La próxima vez que algo malo le suceda a usted y confíe en mí, algo malo le va a pasar tarde o temprano, recuerde el tipo de personas que sobresalen más allá de las cosas malas que le suceden a ellos y ver lo que puede usar que funcione para usted.

El secreto del crecimiento espiritual

Hay evidencias y sufrimientos en cada vida. Hay enfermedades y discapacidades. Hay cicatrices que se curan lentamente y cicatrices que nunca sanan por completo. Es la soledad, la pérdida y todo tipo de sufrimiento. Hay frustración y el fracaso. Hay sueños que son diferidos y sueños que nunca se realizan. No son las derrotas en la vida lo que le derrota pero cómo reacciona ante ellas. Hay quien aprende las lecciones que pueden dar origen a partir de estas experiencias se puede minimizar su efecto y las utilizan para ser más de lo que eran antes de que ocurrieran.

Porque en realidad no son más que lecciones. Pueden ser duras lecciones, pero no obstante son más que las lecciones. Los momentos amargos de la vida es lo que hace momentos agradables y dulces. Es el luchar de la vida que hace que los éxitos parezcan que valen la pena. Es la dificultad del camino cuesta arriba lo que hace que la bajada sea todo un placer. Es el esfuerzo puesto en algo que le da su verdadero valor.

Así dejen que las pruebas y sufrimientos vengan; puede soportarlo. Deja que la enfermedad y la discapacidad contacten levemente su cuerpo y reduzca su eficiencia; su espíritu lo impulsara hacia adelante. Deje que las cicatrices le recuerden, no lo que ha perdido, pero lo que ha triunfado. Deje que la pérdida y la soledad cambien lo que valora y deje que el sufrimiento lo fortalezca. Deje que la frustración y el fracaso le enseñen qué hacer y dar cabida a la sabiduría que le muestra qué hacer. Deja que esto que le molesta a usted que se mueva más allá de ello en la siguiente fase de su viaje. Deje que los sueños difieran y se den cuenta de que pueden reemplazar con sueños que se pueden realizar.

El lagarto

No había visto uno en diez años
Parecía ajeno al mundo del hormigón y el asfalto.
Estaba familiarizado con
Agachado en el pavimento, tomando el sol
Al principio, pensé que era uno de esos juguetes.
Del tipo que los malcriados hermanitos dejan en la
almohada de su hermana
Pero cuando me agaché para recogerlo
Se movio
Me lancé hacia adelante y lo agarré
Mientras lo sostenía firmemente en mis manos
Me di cuenta de que parecía escamoso
Pero fue suave al tacto
Comenzó a retorcerse
Quería llevarlo a casa
Pero su retorcimiento se volvió más violento con cada paso
que daba
Quería que fuera mi mascota
Para cuidarlo
Pero de alguna manera, en su retorcimiento
Pude sentir su fuerte deseo de ser libre
Libre donde los gatos podrían saltar sobre él
Libre donde los coches podrían atropellarlo
Gratis donde la gente pueda pisarlo
En lo profundo de una jungla de concreto
A millas de la montaña más cercana
lo dejo ir

Biografías de los autores

Biografía del Mark Wilkins
El Narrador

Mark Wilkins, es mejor conocido por sus lectores como El narrador. Él publico la serie de un cuentacuentos de libros para la Edición Internacional de la Fuerza del Amor. A diferencia de la mayoría de las otras series de libros, no se concentra en un personaje en particular o en una línea particular. En cambio, se centra en los libros de historias cortas en varios géneros por un autor en particular (Mark Wilkins). Algunos de los libros en la serie de libros de El Narrador incluyen la ficción seria (una semana de la ficción), la ficción humorística (rebanadas de la vida) y una mezcla de la ficción seria y chistosa y de la no ficción (Confesiones de un salón de clase) y de la ficción sobrenatural La historias de lo supernatural).

Wilkins escribe: Los lectores que disfrutan de mis libros como la lectura que chispea su imaginación. Les gustan las historias con personajes memorables y extravagantes en temas inusuales. Les gustan las vueltas y vueltas inesperadas en la trama. Si alguna de estas cosas que mis lectores disfrutan lo describe, entonces también disfrutará mi escritura.

Me siento cómodo escribiendo en muchos géneros diferentes. Escribo ficción humorística y seria. Algunas de mis historias se basan en hechos verdaderos, otros son totalmente mi invención. Depende de usted, el lector, decidir qué historias se basan en hechos reales y cuáles son completamente mi invención porque no lo estoy diciendo. Me gusta contar historias y trabajo muy duro para que esas historias sean convincentes y entretenidas. Espero que disfrute leer mis libros.

Las rebanadas de la serie Las Rebanadas de la Vida son una colección de historias cortas humorísticas sobre vida. La mayoría de ellos se ocupan de matrimonio y miembros de la familia. Desde los cónyuges inteligentes hasta los pequeños niños inteligentes para los chicos que tratan de impresionar a sus amigos y suegros tratando de dominar la tecnología de cada historia es como una pequeña porción de la vida, pero juntos, constituyen un pastel irresistible. Siéntese, tome una taza de café y disfrute de algunas rebanadas de mentira porque, antes de que usted lo sepa, usted habrá terminado las rebanadas enteras. Hay dos libros en la serie.

Serie de una Semana de Ficción: Cada libro contiene 7 historias inusuales de ficción que explora diferentes aspectos del género. A menudo despótica ya veces surrealista, si quieres historias que nunca olvidarás, solo necesitas contar hasta 7. Hay cuatro volúmenes en la serie.

Serie de Confesiones en el Aula: Una colección de historias, perspectivas y poemas sobre los problemas que enfrentan los maestros, estudiantes y administradores involucrados en la educación pública. Cuestiones como la presión de los compañeros, la gestión del aula, la violencia, las pandillas, la corrupción, el escándalo y el suicidio se tejen a lo largo del tapiz de historias de esta colección. Hay dos libros en la serie.

Historias de la serie sobrenatural: Esta colección de historias cortas te perseguirá y te entretendrá. Ya sea el clásico mal de Un Pedazo de Carbón o la fantasía de El Fantasma en la Casa esta colección de historias cortas y poemas te perseguirá, emocionará y te entretendrá. Hay dos libros en la serie.

Atentamente

El Narrador

Biografía del Dr. Ganso

Dr, Ganso ha estado trabajando con niños de todas las edades por más de 30 años. Su estilo de escritura es descriptivo lo suficiente como para dar a los niños una idea básica de lo que los personajes parecen, mientras que chispean su imaginación para rellenar los detalles. Sus libros están diseñados específicamente para ayudar a los niños a desarrollar su imaginación.

Las historias del Dr. Ganso llevan a los niños a lugares nuevos y emocionantes que son un compuesto de culturas mezcladas, haciendo que los personajes y entornos en sus historias emocionantes y diferentes, pero con suficiente familiaridad para proporcionar una base sobre la cual los niños puedan pintar sus propias imágenes mentales del entorno y Personajes de las historias.

Escribe historias para niños de todas las edades. Es importante que los padres lean los rangos de edad de cada libro. Hacerlo ayudará a asegurar que su hijo está leyendo un libro apropiado a su nivel de desarrollo.

En nuestro mundo moderno y tecnológicamente avanzado, los niños tienen todo hecho para ellos, en los libros, en la TV, en las películas y en los juegos electrónicos y, como resultado, tienen dificultades con la creatividad. Desarrollar la imaginación es un punto de referencia para desarrollar la creatividad. Los libros del Dr. Goose están diseñados para desarrollar la imaginación de un niño. Él sugiere que los padres que desean ayudar a su hijo en este proceso de proporcionar papel y lápices de colores o lápices de colores y pedir a su hijo a dibujar lo que piensan los personajes o el entorno parece. Esto ayudará a los niños a desarrollar su imaginación y creatividad aún más.

Sinceramente
Dr. Ganso

Biografía del El Propheta de la Vida

El Profeta de la Vida es periodista, autor y compositor. El escribe libros espirituales de fe así como temas actuales, de literatura temática libros para Love Force Publicación International.

Tengo una gran variedad y extensa experiencia en la vida y esas experiencias enriquecen mi escritura. Yo escribo sobre temas espirituales así como temas de importancia global. Yo escribo no ficción que te dice como son las cosas orientadas a una solución como algo opuesto solo para quejarse de las cosas. Yo tengo libros con temas como crimen y castigo, racismo y fe.

Me gusta escribir cosas con perspectiva única. Me gusta desafiar a la percepción de mi lector y permitirles que descubran nuevas percepciones. Si una lección puede ser tejida en la tela de la palabra escrita, tanto mejor pero la lección es a menudo sutil.

Yo trato de ver las cosas de la forma en que son o de la manera que puedan ser. Eso de deja ver las posibilidades entre varias situaciones ambas en mi vida y las historias que escribo. Como resultado, a menudo puedo agregar giros y vueltas que los lectores no verán venir probablemente en la ficción que escribo. A menudo puedo comunicar cosas desde perspectivas únicas y diferentes y ver soluciones a problemas y problemas que me comunican en mí no ficción.

No tengo miedo de correr riesgos tanto en mi vida como en mi escritura. He abordado temas polémicos en ambos. Mi blog de no ficción de Word Press, Insight, un blog de El Profeta de la Vida, está lleno de ejemplos. Tengo un sentido del humor raro y he escrito cosas humorísticas, así como graves. Empecé en un canal de You Tube y ahora tengo más de 100 videos que tienen palabras y música, pero no fotos. A pesar de que no hay fotografías, más de 150.000 personas de 210 naciones diferentes han visto los videos en mi canal You Tube.

Me gusta escuchar de mis lectores. Me gusta escribir. Espero que encuentre mis libros interesantes y entretenidos.

Los libros de Kindle de El Profeta de la Vida incluyen:

Historias verdaderas de la inspiración y del interés general: Una colección de historias y de artículos que cubren diversos temas del interés de la adicción del teléfono celular a una historia poco conocida sobre los Beatles.

Ser Negro en América: Una colección de poemas y ensayos únicos a veces controvertidos sobre los temas del racismo y los derechos civiles

Historias de crimen y castigo: Este volumen cuenta historias de historias de crímenes reales de todo el mundo y el castigo que se produjo entre los criminales. Algunos de ellos es probable que los conozcan, otros probablemente no. Las historias incluyen al discípulo de Columbine que apuñaló a 20 personas en una escuela secundaria, a la chica que recibió un disparo en la cabeza por querer ir a la escuela, al grupo de pop ejecutado por una foto en internet sin la parte de arriba, la cabeza humana que encontraron en el anuncio de Hollywood y muchos otros.

Reflexiones en el espejo de la vida: un libro de poesía temática. Cada capítulo presenta un poema de verso libre de apertura que establece el tono, seguido por varios poemas rimados que desarrollan el tema. Los temas incluyen la infancia, la vida urbana y las cuestiones sociales.

Encontrar a Dios en un mundo caótico: El mundo puede parecer tan caótico en estos días. Muchas personas anhelan la orientación. Muchos otros quieren acercarse a Dios. ¿Cómo encuentras a Dios en medio del caos y la confusión? ¿Cómo puedes discernir los mensajes de Dios de la explosión multimedia con la que cada uno nos bombardea cada día? Algunas personas son parte de una religión organizada. Otros son espirituales sin una religión particular. Algunos todavía están buscando, Todos ellos tratando de encontrar a Dios.

En este libro, aprenderás que el Señor se comunica con todos y aprenderás cómo el Señor se comunica contigo. Aprenderán acerca de la Verdadera Naturaleza de Dios y se darán cuenta de lo profundo que es el Amor y el Alcance de Dios. Aprenderás el secreto de por qué la voluntad de Dios siempre prevalece. Aprenderás acerca de los Profetas enviados a nuestro planeta, para entregar la Palabra de Dios, algunos que conoces y otros que conocerás. Aprenderás el secreto de acercarte a Dios. Aprenderá sobre el cambio que está ocurriendo en todo nuestro planeta y aprende lo que lo está causando. Si estás listo para revelaciones que pueden cambiar la forma en que ves la vida en general y tu vida en particular, lee este libro.

Encontrar a Dios sin religión: La gente de fe no es exclusiva de la religión. Este libro da a la gente de fe, pero sin una religión organizada en lo profundo de la vida, la vida después de la muerte y Dios sin ser golpeado la frente o la culpa tropezó en la conversión.

Lo que la fe me ha enseñado: Sólo soy una persona ordinaria que ha tenido el privilegio de tener una vida llena de milagros y revelaciones. Hay muchas veces cuando no tenía nada excepto fe, pero la fe era todo lo que necesitaba para sostenerme. Mi fe y mi Dios me han enseñado muchas lecciones de vida. Este libro comparte algunas de las cosas que mi fe me ha enseñado y las ideas espirituales que he adquirido a causa de mi fe.

Sinceramente

El Profeta de la Vida

Libros en Espanol de Kindle

Por Amor Fuerza Internacional compañia de publicaciónes

Todo ese n Ingles tambien!

Cada Kindle e-book es sólo 99 centavos! (NOS) o el equivalente de $ 1.00 U.S. en moneda local para naciones fuera de los Estados Unidos de América.

Si estás interesado en historias reales, ficción, humor, acción, aventura, ideas espirituales, citas, poesía, autoayuda o libros infantiles, Love Force International lo tiene cubierto. Nuestro compromiso de 99 centavos, nuestro compromiso a un precio de 99 centavos para todos nuestros títulos de libros para que las personas de todo el mundo puedan pagarlos significa que nunca ha habido un mejor momento para abastecerse de Libros publicados por Love Force International.

Love Force International Publishing Company es una compañía editorial de servicios completos que se compromete a ofrecer una amplia selección de publicaciones a precios asequibles. Todos nuestros libros electrónicos son 99 centavos. Todos nuestros libros de bolsillo tienen al menos 100 páginas de longitud. La mayoría van desde $ 6.50 a $ 7.50. Ofrecemos una amplia variedad de literatura en diferentes formatos e idiomas. Una lista completa de nuestros libros de bolsillo está al final de esta sección. Ofrecemos tanto libros electrónicos como libros de bolsillo. Ofrecemos libros en inglés y libros en español. Ofrecemos tanto ficción como no ficción. Ofrecemos literatura para todas las edades desde niños hasta adultos. Ofrecemos literatura en varios géneros, incluyendo: Acción y Aventura, Humor, Distópico, Étnico, Infantil, (desde muy jóvenes hasta Juvenil) Místico, Oculto, Horror, Espiritual y Religioso, así como Poesía. Ofrecemos no ficción en varios géneros que incluyen crímenes verdaderos, temas inspiradores, problemas globales, autoayuda e incluso citas. Nuestros libros están disponibles como libros electrónicos e impresos a través de Amazon Kindle exclusivamente.

NOTA: Los libros con ASIN están disponibles ahora, los otros estarán disponibles pronto. Todos los títulos listados están impresos en español. Los libros con un **Ing** después del título también tienen una versión en inglés. Nuestros libros disponibles en una versión de bolsillo los libros tendrán Ppr en la misma línea que el título.

Libros de muestreo

La serie Muestreo es una serie de lectors que son una muestra de escritos de uno o más autores.

El Lector de El Profeta de la Vida (Muestra de 7 libros) Vol. 1 **Ing**
¿Qué tienen en común los ensayos, artículos, historias, poesías y citas? Todos están en esta muestra de historias, poemas y otros escritos de 7 de los escritos de El Profeta de la Vida que se encuentran en los libros de Kindle. **Autor: El Profeta de la Vida ISBN: 978-1-936462-07-0 ASIN:** **(Vol 1)**

El Lector de Mark Wilkins! Volúmen 1 (Muestra de 7 libros) **Ing**
Una historia de cada uno de los diferentes libros de Mark Wilkins. Ya sean sus esposas inteligentes, tontos curiosos, maestros, gángsters o fantasmas, estos libros le brindan una buena muestra de historias del hombre conocido en todo el mundo como A Storyteller. Dentro de sus páginas encontrarás horror, humor y pathos. **Autor: Mark Wilkins ISBN: 978-1-936462-38-4 ASIN: B01MU0Z51H (Volumen 1)**

El Lector de Amor Fuerza, Volúmenes 1 y 2 (Muestra de 7 libros) **Ing**
En la serie The Loveforce International Sampler, cada libro contiene una muestra de 7 libros diferentes de tres o cuatro autores diferentes. Los dos primeros libros de la serie están traducidos al español. (Editado por C. Gomez) **Vol 1 ASIN: B06XB3RJ2K Vol 2 ASIN: B07F2PLVHF**

Libros de no ficción

El corona-virus COVID-19 Guía de supervivencia física, mental y espiritual SP
Escrito con las familias en mente, este libro actualiza datos sobre COVID-19 y proporciona a los lectores información sobre cómo sobrevivir y prosperar en la era del virus Corona COVID-19 no solo física sino también mental y espiritualmente. **Autores:** Mark Wilkins, El profeta de la vida, Dr. Goose. COMO EN:
Edición en español ASIN:

Controversia: ¿Qué Caitlyn Jenner, Donald Trump, una cura para el SIDA, los hackers chinos, Adolf Hitler y el calentamiento global tienen en común? Todos ellos están en el centro de una controversia y hay historias sobre ellos en este libro único que Voltea a las titulares de los tabloides de adentro hacia afuera. **Autor: El Profeta de la Vida ASIN: B01CRF3098**

Historias Verdaderas de inspiración y interés general ¿Qué hacen los adictos de teléfonos celulares, George Orwell, pájaros, Paul McCartney, el Premio Nobel, el Viernes Negro, Led Zeppelin, basura, una charla, de inflexión, Steve Jobs, Shakespeare, los pensamientos de inspiración y lamadre ¿Qué tienen en común? Estás historias son reales en este libro. Son verdaderas Historias de Inspiración e Interés General reúne cuentos y poemas sobre las celebridades, las tendencias y la gente común. A veces es sorprendente, siempre interesante, que al mismo tiempo le entretendrá y le dará algo en qué pensar. **Autor: El Profeta de la Vida ASIN: B00TXWVNUC**

Verdaderas Historias de Crimen y Castigo:
Este es un libro de historias de crímenes graves arrancadas de los titulares de todo el mundo. De la familia que desapareció a la niña de 11 años muerta en una pelea sobre un muchacho al prisionero que no ha comido en 14 años a la cabeza humana cortada encontrada cerca de la famosa señal de Hollywood, cada historia cuenta sobre el crimen y lo sucedido Al criminal de una manera que te sorprenderá y te dará una pausa para pensar. **Autor: El Profeta de la Vida ASIN:** B01N10ND7S

Como Convertirse en la persona que siempre ha deseado ser.
Un simple personalizado, sistema, la transformación   Ing
Es un sistema para ayudar a las personas a transformar sus vidas. Yo quería que fuera simple, fácil de usar y no tomara mucho tiempo, dinero o esfuerzo. Es un simple sistema personalizado de transformación. Tiene ocho sencillos pasos que se mueven a través del proceso. **Autor: Mark Wilkins ASIN: B01MSYVU6R**

Herramientas para tener éxito en la vida Ing
Este libro analiza el éxito y te ayuda a aclarar qué es el éxito para ti. Tiene diferentes formas de ver el éxito, el fracaso, el sufrimiento y el sacrificio. Le da un plan para hacer cambios en su vida, consejos para evitar algunos errores comunes y le proporciona citas de motivación y ejemplos de vidas inspiradoras que han cambiado el mundo. **Autor: El Profeta De La Vida ASIN: B078JZGWDH**

Confesiones de un Aula: es una serie de historias reales sobre la **Ing** experiencia de las líneas de frente de la educación pública. En sus páginas se encontrará con personajes estrafalarios, lo bueno, lo malo y lo más cafeínado. Algunos de ellos son profesores, algunos estudiantes y algunos son administradores. Algunos le hará reír, otros te hará llorar, pero todos ellos desempeñan un papel importante en la educación pública. Sus historias están escritas en forma de entretenimiento y para darle algo en que pensar.

Autor: Mark Wilkins ASIN: B01MSV4N92

Confesiones de un Aula 2: Historias llenas de maestros poco **Ing** convencionales, estudiantes brillantes, matones, héroes y cartas que traen la realidad de la educación pública con todas sus luchas y glorias ante ustedes. Encontrará personajes memorables como Sr. Manosfelices, la sustituta francesa, el decano Bravo y el gorrón. Directamente de los recuerdos de alguien que estaba allí. Algunos le harán reír, otros le harán llorar. Ellos te entretendrán y te darán algo en que pensar.

Autor: Mark Wilkins ASIN: B06XC9HDQV

Libros sobre la fe

Lo Que La Fe Me ha enseñado: En este volumen repleto, de   **Ing** pensamientos espirituales e inspiradores el autor es un líder, el profeta de la vida comparte su fe, percepciones espirituales y lecciones de la vida que le pueden ayudar, inspirar y orientar hacia una mejor vida. **Autor: El Profeta de la Vida ASIN: 193646232X**

Inspiración para todos: **Volúmen 1, Inspiración para tu Espíritu Ing** Escrituras inspiradoras seleccionadas. Si eres de fe o necesitas inspiración en tu vida, este libro lleno de historias inspiradoras, poemas y ensayos te mantendrá y te fortalecerá en tu viaje. **Por El Profeta de la Vida ASIN: B071JW8XXH**

Inspiración para todos: **Volumen 2, Inspiración para tu mente Ing** Escrituras seleccionadas para inspirar tu mente. Este libro lleno de historias inspiradoras, poemas y ensayos te mantendrá y te fortalecerá en tu viaje. **Autor: El Profeta de la Vida, Mark Wilkins y Dr. Ganso. ASIN: B072WK9JBH**

Citas sobre Dio: Este pequeño libro esta lleno de algunas de las **Ing**
citas mas populares acerca de Dios atribuidas al Profeta de la Vida. Provoca ambos pensamientos e inspiraciones. Esta lleno de docenas de citas sobre Dios que uno puede leer y copiar para uso personal.

Autor: **El Profeta de la Vida**
ASIN: B01BJXYHLY

Encontrar a Dios en un mundo caótico: En este libro, aprenderá **Ing**
que el Señor se comunica con todos y que aprenderá cómo el Señor se comunica con usted. Aprenderá acerca de la Verdadera Naturaleza de Dios y se dará cuenta de cuán profundo es el alcance y el Amor de Dios. Aprenderás el secreto de por qué la voluntad de Dios siempre prevalece. Aprenderás acerca de los Profetas enviados a nuestro planeta, para entregar la Palabra de Dios, algunos que conoces y otros que conocerás. Aprenderás el secreto de acercarte más a Dios. Aprenderás sobre el cambio que está ocurriendo en todo nuestro planeta y aprenderás qué lo está causando. Si estás listo para las revelaciones que pueden cambiar la forma en que ves la vida en general y tu vida en particular, lee este libro.
Autor: El Profeta de la Vida
ASIN: B0793KDYX3

Encontrar a Dios sin religión. Un camino agnóstico a Dios Tú y tu camino a Dios, en la Vida y Más Allá: Las personas de fe no son **Ing** exclusivas de la religión. Hay muchos que son espirituales o agnósticos. No encajan en la doctrina, los rituales o la comunidad congregacional de religión. En este volumen lleno de sabiduría, las personas de fe pero sin una religión organizada pueden obtener ideas sobre la vida, la vida futura y que Dios sin ser culpable se tropezó con la conversión. Este volumen es el libro 2 de la serie Revelations of 2012 Beyond Faith. La parte 1 se titula Encontrar a Dios en un mundo caótico.
Autor: El Profeta de la Vida
Las mejores citas espirituales: Este libro está lleno de algunas de **Ing**
las citas más populares sobre Temas Espirituales atribuidos a El Profeta de la Vida. Se incluyen citas de fe, misericordia, lecciones de vida, humanidad y espiritualidad. Debes encontrar que son profundos, estimulantes e inspiradores. Está lleno de muchas páginas de citas que se pueden leer y copiar para uso personal. **Autor: El Profeta de la Vida**

Libros de ficción

• **Rebanadas de Vida:** es una colección de cuentos humorísticos **Ing**
sobre la vida. La mayoría de ellos son de los miembros de la familia y del matrimonio. De cónyuges inteligentes, los niños pequeños inteligentes, de chicos tratando de impresionar a sus amigos, de leyes tratando de dominar la tecnología de cada historia es como un pequeño trozo de vida, pero en conjunto, forman un pastel irresistible. Siéntese a tomar una taza de café y disfrutar de algunas rebanadas de Vida. **Autor: Mark Wilkins ASIN: B01BBBZUL0**

Rebanadas de Vida 2 : Esta secuela de Rebanadas de la Vida tiene **Ing** historias más humorísticas sobre los ricos, los pobres y la clase media. Incluso tiene una historia sobre una de sus mascotas. La ignorancia es el tema principal de este libro, la ignorancia que tiene consecuencias que a veces son tocantes pero siempre humorísticas. ¡Así que prepare un poco de café o té, siéntese, relájese y disfrute de otro lote satisfactorio de Rebanadas de la Vida, porque, antes de que usted lo sepa, lo habrá devorado todo en un momento!**Autor: Mark Wilkins ASIN: B06XKP5C66**

Historias Escandalosas 1: Este libro está lleno de artículos **Ing** humorísticos poco convencionales e irreverentes. Todos ellos son ficticios y muchos de ellos completamente escandalosos. Nadie está a salvo de que se burlen de ellos terroristas, Presidentes, Dictadores, El Negocio de Peliculas y Música o Juegos Oympicos de Flojos. Si tienes edad universitaria o tienes un sentido del humor extravagante e irreverente, ¡este libro es para ti! **Autor : Mark Wilkins ASIN: B07D1RH9W3**

Historias Escandalosas 2 Este libro está lleno de artículos **Ing**
humorísticos poco convencionales e irreverentes. Todos ellos son ficticios y muchos de ellos completamente escandalosos. Nadie está a salvo de que se burlen: terroristas, policia, criminales, El Negocio de Peliculas y Música, la profession medico, tradiciones, Si tienes edad universitaria o tienes un sentido del humor extravagante e irreverente, ¡este libro es para ti! **Autor : Mark Wilkins ASIN:**

Karma: Karma es la historia de un hombre que esta entre dos **Ing**
culturas diferentes, y se opone a la vida opuesta que compiten por su atención. Sus conflictos y luchas son eclipsados por fuerzas cósmicas que él no puede entender. El karma proporciona una visión de las luchas y los conflictos que todos enfrentamos. **Autor: Mark Wilkins. ASIN: B072Z6L36V**

El valor de una semana de ficcion 1: Gente en el Filo del Borde Ing
En el volumen 1 del valor de una semana de ficción te encontrarás con gente en los bordes de la sociedad. Un guardia de seguridad que lucha y tiene una mujer moribunda, un anciano cuyo fin es que muera en el bosque, una mujer luchando por capturar un romance antes de que su belleza se desvanezca y otro luchando con el cáncer. Te encontrarás con un niño pequeño que aterroriza a la gente en una tienda de comestibles, un adolescente buscando amor y un pequeño empresario que lucha contra un monopolio. Si quieres historias de ficción que nunca te olvidaras sólo necesita contar hasta 7. **Autor: Mark Wilkins ASIN: B06XVD21PM**

El valor de una semana de ficcion 2: **Historias de Ciencia Ficción Ing**

En el volumen 2 del valor de una ficción una semana incluye historias de ciencia ficción. Dentro de sus páginas usted encontrará historias de una chica que tiene la cura para una enfermedad mortal, una mujer en una cita con una enfermedad psicosomática llamada profecía, pollo robot, una mosca sobrenatural, una proyección astral, un maestro en un nuevo trabajo donde todo no es lo que parece y un mundo futurista donde la economía sólo es trueque. Si quiere historias de ciencia ficción que nunca olvidara solo es necesario contar hasta 7. **Autor: Mark Wilkins ASIN: B071GCYFK6**

El valor de una semana de ficcion 3: Muchas caras de la violencia Ing

En el volumen 3 del valor de una semana de ficción, incluye muchas caras de la violencia, historias de ficción de las 7 todas exploran la violencia desde diferentes ángulos, una historia mira lo que pasa por la mente de un terrorista sobre explotarse a si mismo, otro mira un a un ejecutivo teniendo en cuenta el suicidio, las parcelas de otras historias incluyen un, hombre tratando de burlar a un robacoches armado, un alguacil de aviones tratando de averiguar quién es el terrorista, un soldado que se da cuenta que una persona en su pelotón es un asesino en serie, un ex convicto que tiene que decidir si debe usar la violencia para combatir el mal y un hombre que se convierte en un héroe a través de violencia indescriptible, si quieres historias violentas que nunca olvidara, basta contar hasta 7. **Autor: Mark Wilkins**

ASIN: B072K6J9HN

El valor de una semana de ficcion 4: Realizaciones Ing En el volumen 4 del valor de una semana ficción, es de realizaciones, conocerá a personas de diversas procedencias que llegan a realizaciones importantes. Se encontrará con un Doctor que llega a una realización sobre la vejez, un político que lucha por ser su propio ser, un hombre rico que llega a una epifanía después de un encuentro casual en una tienda, un granjero que necesita ayuda, un chico que lucha con un nuevo celular que parece intervenido, una nadadora que se beneficia de su rutina de todas las mañanas y un agente de policía que desarrolla empatía para un peligrosos gánster. Si desea leer historias ficticias que nunca te olvidara sólo necesita contar hasta 7. **Autor: Mark Wilkins ASIN: B071JVQQ96**

Historias de lo sobrenatural 1: Un libro de la serie Narrador **Ing**
Volumen 1Fantasmas, criaturas demoníacas, y la muerte. Esta colección de historias cortas lo perseguirá y entretendrá. Ya sea la malvada historia clásica de un trozo de carbón o el capricho de un fantasma en la casa esta colección de cuentos y poemas perseguirá y entretendrá   **Autor: Mark Wilkins ASIN: B01MA12YXY**

Historias de lo Sobrenatural 2
     Ing
En esta secuela de Historias de lo Sobrenatural hay más fantasmas, criaturas demoníacas y la muerte. Esta colección de relatos cortos centra de fantasmas y monstruos. Dentro de sus páginas te maravillarás con las hazañas de El Coleccionista de Almas, temblará ante la mención del temido Bungadun o el El Infierno Banger y montarás los rieles en el tren fantasma. Correa en sus cinturones de seguridad, va a ser un viaje accidentado! **Autor Mark Wilkins ASIN: B01M4FXDL1**

Libros de poemas y Citas

¡Vidas románticas! Ing

¡Vidas románticas! es una colección muy especial de poemas de amor románticos. Los poemas están organizados para seguir el arco de un romance desde sus etapas tempranas de un amor joven través de sus dulces seducciones y la dichosa sabiduría del amor maduro. Si estás buscando romance en tu relación amorosa o simplemente quieres una lectura romántica alegre y perspicaz, este libro es para ti.

Cada Lirica Cuenta una Historia   Ing

Una colección de letras de canciones únicas que cuentan historias impactantes sobre las personas, sus vidas, sus esperanzas y sus sueños. Puedes encontrarte a ti mismo y a las personas que conoces en muchos de ellos.

Citas por cositas general
Ing

Este breve libro está lleno de algunas de las citas más populares sobre temas generales atribuidos a El Profeta de la Vida. El libro incluye citas sobre temas como la vida, el amor, la felicidad, el crimen y el castigo, el bienestar e incluye muchas de las citas cómicas atribuidas a El Profeta de la Vida. Encontrará el ingenio y la sabiduría en sus páginas sugerentes e inspiradoras. Está lleno de docenas de excelentes citas sobre diversos temas que uno puede leer y copiar para uso personal. **Autor: El Profeta de la Vida**

Libros para niños

Historias clásicas para niños, Que usted probablemente nunca oído Volumen 1: Ya se trate de las aventuras de un pollo que habla, **Ing** la balada de un hombre peludo, una historia sobre un tipo que tiene gusanos como amigos o una historia infantil clásica actualizada y contada con un giro diferente este conjunto de historias infantiles entretendrán a los niños envejecidos en su familia. **Autor: Dr. Ganso ASIN: B01NAF8QNU**

Historias clásicas de niños, que nunca has escuchado Volumen 2 Ing Esta secuela le da más clásicos desconocidos. El libro da a conocer nuevos personajes como un pequeño pollo cuya vida es similar a la de una persona y una balada sobre un hombre peludo. Hay una historia sobre un príncipe cuya negativa causa un incidente internacional. Incluso hay una versión actualizada de la historia de los niños clásicos que todos conocemos desde puntos de vista de diferentes personajes. **Autor: Dr. Ganso ASIN: B0755YK6NH**

Niños de la escuela Volumen 1: Seis historias divertidas sobre   **Ing**
niños que son más inteligentes para su edad. Dentro de sus páginas se encontrará con un chico cuyo vocabulario es mejor que los adultos de su escuela, un niño que se escapa de una nalgada, un niño que recibe un teléfono celular nuevo con un problema y un hermano y una hermana que aprenden cómo deshacerse de la basura de una tía vieja
.Recomendado para niños de 12 a 16 años. **Autor: Mark Wilkins ASIN:** B078JMR7ZB

Niños de la escuela Volumen 2: 9 historias sobre niños que están
en la escuela secundaria. Dentro de sus páginas se encontrará con un **Ing** grupo de niños que se involucran en una guerra de huevos podridos, una niña que no existe, y un niño que envía a un amigo en una cita con su hermana. Recomendado para niños de 14 a 18 años. **Autor: Mark Wilkins ASIN:**

Mi Primer libro de un Poco de Fabulas Tontas: Si la codicia de Ing
mooches, los ladrones del almuerzo, los niños sádicos, o las historias extrañas sobre animales domésticos esta primera parte en la serie de historias humor irreverente con la entrega de conclusiones retorcidas sobre el egoísta y el codicioso. Incluso tiene unos pequeños dibujos estúpidos! Para los jóvenes. **Autor: Gary Ishka ASIN: B07FFF13N4**

Mi Segundo libro de un Poco de Fabulas Tontas: Ya se trata de Ing
abuelas bien intencionadas pero incompetentes, de mujeres egoístas, de niños sádicos o de locos en los centros comerciales, esta segunda parte de episodios de la serie de historias irreverentemente humorísticas que ofrece terminaciones retorcidas sobre los egoístas y los codiciosos. Incluso tiene los dibujos a los que te gusta hacer burla de igual que la primera! Para los menores.
Autor: Gary Ishka ASIN: B0755YK6NH

Libros En Papel
El corona-virus COVID-19 Guía de supervivencia física, mental y spiritual
Ing

Nuevo Escrito con las familias en mente, este libro actualiza datos sobre COVID-19 y proporciona a los lectores información sobre cómo sobrevivir y prosperar en la era del virus Corona COVID-19 no solo física sino también mental y espiritualmente.**Autores:** Mark Wilkins, El profeta de la vida, Dr. Goose. **ASIN:**

Karma: Karma es la historia de un hombre que esta entre dos **Ing**
culturas diferentes, y se opone a la vida opuesta que compiten por su atención. Sus conflictos y luchas son eclipsados por fuerzas cósmicas que él no puede entender. El karma proporciona una visión de las luchas y los conflictos que todos enfrentamos. **Autor:** Mark Wilkins
ASIN: 1936462583

La trilogía de la fe En este volumen repleto, de pensamientos Ing espirituales e inspiradores el autor y un líder de pensamos espiritu, el profeta de la vida comparte su fe, inspiracion y citas sobre dios, Este Trilogía de Fe incluye tres libros llenos de fe: Lo que la fe me ha enseñado, las mejores citas sobre Dios e inspiración para todos: escritos inspirados seleccionados. **Autor:** El Profeta de la Vida **ASIN: 1936462524**

Rebanadas de Vida Rebanadas de la Vida tiene historias más Ing humorísticas sobre los ricos, los pobres y la clase media. Incluso tiene una historia sobre una de sus mascotas. La ignorancia es el tema principal de este libro, la ignorancia que tiene consecuencias que a veces son tocantes pero siempre humorísticas. ¡Así que prepare un poco de café o té, siéntese, relájese y disfrute de otro lote satisfactorio de Rebanadas de la Vida, porque, antes de que usted lo sepa, lo habrá devorado todo en un momento! **Autor:** Mark Wilkins **ASIN: 193626246X**

Historia Sobrenaturales Fantasmas, criaturas demoníacas, y la muerte. Ing

Esta colección de historias cortas lo perseguirá y entretendrá. Ya sea la malvada historia clásica de un trozo de carbón o el capricho de un fantasma en la casa, de El Coleccionista de Almas, temblará ante la mención del temido Bungadun o el Infierno Banger y montarás los rieles en el tren fantasma. esta colección de cuentos y poemas perseguirá y entretendrá. Correa en sus cinturones de seguridad, va a ser un viaje accidentado! Autor: **Mark Wilkins** ASIN: 1936462532

La Trilogía Agnóstica de la Fe

Esta Trilogía de Paperback de Loveforce contiene tres libros de Prophet of Life; Encontrar a Dios sin religión, Encontrar a Dios en un mundo caótico y Las mejores citas espirituales. Autor: El Profeta de la Vida ASIN: 1936462591

Confesiones de Escuelas Publicas: Frente a la Batalla de la Educación Pública **Confesiones de Escuelas Publicas es una seria** Ing

de historias verdaderas de las líneas del frente de la educación pública. Entre las paginas usted va a conocer personajes peculiares, unos malos otros buenos con mucho café encima. Algunos de ellos son maestros, algunos estudiantes, y algunos administradores. Algunos les harán reír, otros los harán llorar pero ellos juegan un papel muy importante en la educación pública. Sus historias están escritas de una manera de entretenimiento y le dará algo en que pensar. **Autor: Mark Wilkins ASIN: 1936462060**

Lo Que La Fe Me ha enseñado: En este volumen repleto, de **Ing** pensamientos espirituales e inspiradores el autor es un líder, el profeta de la vida comparte su fe, percepciones espirituales y lecciones de la vida que le pueden ayudar, inspirar y orientar hacia una mejor vida. **Autor: El Profeta de la Vida ASIN: 193646232X**

Encontrar a Dios sin religión. Un camino agnóstico a Dios Tú y tu camino a Dios, en la Vida y Más Allá: Las personas de fe no son Ing exclusivas de la religión. Hay muchos que son espirituales o agnósticos. No encajan en la doctrina, los rituales o la comunidad congregacional de religión. En este volumen lleno de sabiduría, las personas de fe pero sin una religión organizada pueden obtener ideas sobre la vida, la vida futura y que Dios sin ser culpable se tropezó con la conversión. Este volumen es el libro 2 de la serie Revelations of 2012 Beyond Faith. La parte 1 se titula Encontrar a Dios en un mundo caótico. Autor: **El Profeta de la Vida** Asin: 1934462230

www.ingramcontent.com/pod-product-compliance
Lightning Source LLC
Chambersburg PA
CBHW060928040426
42445CB00011B/845